für Thomas

Wie die Ratten den gefüllten Speicher heimsuchen, so die Krankheiten die überfüllten Leiber.

Diogenes von Sinope
(um 400 – 323 v. Chr.)

Inhaltsverzeichnis

	Seite
1. Vorwort	9
2. Geschichte	11
3. Allgemeines	18
4. Einteilung der Enzyme	19
5. Wirkungsaktivitäten und -optimum	21
6. Wirkmechanismus und Resorption	25
7. Nebenwirkungen und Kontraindikationen	28

Hauptanwendungsgebiete

8. Alter	33
9. Alterserkrankungen	38
10. Blase, Niere	45
11. Prostata	52
12. Bronchialsystem	63
13. Herz und Kreislauf	68
14. Kreislaufbedingte Hauterkrankungen	72
15. Leber, Galle, Bauchspeicheldrüse	79
16. Darmerkrankungen	84
17. Ballaststoffe	91
18. Verdauungsprobleme	95
19. Milz	100
20. Autoimmunerkrankungen	104
21. Rheuma	115
22. Krebs	121
23. Traumatische Verletzungen	127
24. Schlusswort	130

1. Vorwort

Seit Beginn meiner Praxis, vor über 25 Jahren, arbeite ich mit Enzymen. Mit bestem Erfolg. Leider konnte ich sie im Laufe der Jahre immer weniger einsetzen, da sie im Verhältnis sehr teuer waren. Man brauchte ja, je nach Schwere der Erkrankung, hohe Dosen um eine gute Wirkung zu erzielen. Hinzu kam in den letzten Jahren eine immer größere Verunsicherung beim Einsatz von tierischen Produkten, so dass ihr Einsatz in meiner Praxis immer weniger wurde.

Dies änderte sich im Frühjahr 2001, als mir ein neues Enzympräparat auf rein pflanzlicher Basis zu einem günstigen Apothekenverkaufspreis, vorgestellt wurde.

Da pflanzliche Enzyme in bestimmten, wichtigen pH-Bereichen, stärker wirken als tierische und in dem Präparat, mit Namen REGAZYM PLUS, auch Co-Enzyme enthalten sind, die eine Enzymwirkung verstärken, so dass man im akuten Fall mit 6, max. 8 Tabl., im chronischen mit 3 – 4 Tabl., pro Tag völlig auskommt.

Zunächst setzte ich Regazym plus bei einigen Patienten ein, bei denen ich bisher in der Therapie nicht viel weiter gekommen war. Der Erfolg war überraschend. Immer häufiger setzte ich daraufhin Regazym plus ein. Heute ist es in meiner Praxis ein Standart- und Basismittel, dass ich nicht mehr missen möchte.

Die Erfolge mit dieser Enzymkombination in meiner Praxis sind der Anlass für dieses Büchlein. Meine Absicht ist es Ihnen Enzyme, besonders die pflanzlichen, näher zu bringen.

2005   Bertold Heinze

2. Geschichte

Enzyme sind überall. Ein Leben ohne diese wichtigen Biokatalysatoren ist auf der Erde nicht möglich. Schon früh hat sich der Mensch, ohne das er wusste was im Einzelnen genau geschah, diese kleinen Helfer zu Nutze gemacht.

Wie alles anfing ist nur durch eine Sage überliefert. Es war einmal ein Bewohner einer Oase, der die Produkte des Gartens und ein Teil seines Viehbestandes in der nächsten Stadt verkaufen wollte. Seine besorgte Frau gab ihm frische Ziegenmilch als Durstlöscher mit. Damit die Milch nun recht lange kühl und frisch blieb, füllte sie diese in einen Ziegenmagen und band ihn ans Kamel. Diesmal war die Reise beschwerlicher und voller Gefahren. So kam der Mann erst am Ende des Tages dazu seine Ziegenmilch zu trinken. Was er aber da trank war nicht seine geliebte Ziegenmilch, sondern ein wässriges Getränk, dass ihm allerdings gut mundete. Neugierig, was inzwischen mit der Milch passiert war, öffnete er den Ziegenmagen. Dort lag ein weißer, gut aussehender Klumpen, den er gleich probierte und ihm wahre Gaumenfreuden bescherte. Die Käseherstellung war entdeckt. Schnell sprach sich das Geschehene herum und es dauerte nicht lange, bis man auch Gerstensaft zu Bier, Traubensaft zu Wein, Honigwasser zu Met und Teig zu Brot machte.

In Ägypten glaubte man, dass die Fermentation durch geheimnisvolle Zauberstäbe ausgeführt wurde. Die Griechen schrieben diesen Vorgang dem Wohlwollen der Götter zu.
Ein Grieche, mit Namen *Zozeen* war mit diesem Glauben nicht zufrieden. Er mischte nun viele Stoffe zusammen um neue zu kreieren und nannte dies Guss. Es bedeutet im Altgriechischen „chyme" und

aus diesem Grund nannte er sich Chymiker. Das Ganze wurde als Gotteslästerung betrachtet und so musste er um 300 v. Chr. nach Ägypten fliehen. Hier nannte man diese seine Tätigkeit al-kimija, weil die Araber damals mit ihm zusammen nach dem Stein der Weisheit, arabisch al-iksir, suchten. Erst später im Mittelalter waren es Männer die sich Alchemisten nannten. Aus ihren damaligen Rezepturen entstanden viele Elixiere und auch Erfindungen, die wir heute in ihrer Ursprungsart noch verwenden.

Die Enzymtherapie ist daher wohl nahezu so alt wie das Menschengeschlecht selbst. Auch hatte man herausgefunden, dass eine Zerkleinerung der Pflanzen Papaja, Ananas, Feigen auf offene Wunden aufgelegt eine schnellere Heilung hervorriefen. Weitere Indikationen dieser Therapie waren damals die Akne, Ekzeme, Verbrennungen und Furunkel.

Mit enzymabsondernden Tieren experimentierte man auch bereits. So wurden Maden auf offene Wunden, wie z. B. beim Ulcus cruris gelegt und festgestellt, dass diese die Wundränder reinigten, schlechtes Fleisch auffraßen und gesundes zur Heilung brachten. Die offenen Beine heilten bedeutend schneller zu.

(Neueste Arbeiten beschreiben den Einsatz vom Schweinepeitschenwurm beim Morbus Crohn sowie der Coitis Ulcerosa und sprechen von guten bis besten Erfolgen).

Réne Antoine Ferchant de Réamur, der von 1683 – 1757 überwiegend in Paris lebte, war ein Naturforscher und begabt auf vielen Gebieten. Wir kennen von ihm die seinen Namen führende Thermometereinteilung, die aber heute kaum noch Verwendung findet. Dieser Réamur machte sich Gedanken wie die Nahrung in

Energie verwandelt wird. Er kam sehr schnell auf den Gedanken, dass dies nur über die Verdauung gehen könne.

So konnte er sich mit der damaligen Lehrmeinung nicht abfinden, dass der Magen die Zerkleinerung der Nahrung vornehme und der Saft des Magens nur dazu da sei, um einen Verdauungsbrei zu schaffen. Er beobachtete die Greifvögel wie sie nach der Verdauung das Gewölle der verspeisten Tiere wieder ausspeien. Dies brachte ihn auf die Idee eine durchlöcherte Eisenkapsel herzustellen, die er mit Fleisch füllte und in Tierkadavern versteckte. Der Vogel fraß nun Tier und Kapsel. Als nun Réamur im Gewölle seine Kapsel wiederfand war das Fleisch daraus verschwunden. Es war praktisch der erste wissenschaftliche Beweis erbracht, dass Stoffe im Magen des Vogels sein mussten, die das Fleisch völlig zersetzen und so der Verdauung in flüssiger Form zugeführt wurde.

Über die Versuche sprach er mit seinen jungen Freund und Kollegen *Lazzaro Spallanzani*, einen Jesuitenpriester aus Padua. Dieser wurde später Abt, hatte aber zur damaligen Zeit bereits von sich reden gemacht, weil er die Regeneration von Eidechsenschwänzen beobachtet hatte und die erste künstliche Befruchtung bei Hunden durchgeführt hatte.

Diese Experimente waren dem Jesuitenpriesterstand wohl ein Dorn im Auge. So kam es, dass er 30 Jahre später erst die Versuche von Réamur wieder aufgriff und 1773 in einer Falknerei an Milane und Bussarde die berühmte durchlöcherte und mit Fleisch gefüllte Eisenkapsel verfütterte. So konnte er die Versuche seines Freundes bestätigen.

Er ging allerdings weiter und füllte statt Fleisch trockene Schwämmchen in die Kapseln und gewann so den Magensaft der Greifvögel. Jetzt füllte er die Schwämmchen in Gläser, verdünnte mit Wasser und legte in diese Lösung kleine Fleischbröckchen. Mit eigenen

Augen sah er jetzt wie das Fleisch vom Magensaft der Vögel verdaut wurde und langsam in Lösung ging.

Nach diesen Versuchen erschien im Jahre 1775 in Leipzig ein Buch mit den Titel: „Herrn Abt Spallanzanis´s Versuche über Verdauungsgeschäfte des Menschen und verschiedener Thierarten; nebst einigen Bemerkungen des Herrn Senebier."

Jean Senebier war ein Freund von Spallanzani und lebte als Naturwissenschaftler und Minister für kirchliche Angelegenheiten von 1742 – 1809, in der damaligen Republik Genf. Praktisch war er der erste Enzymtherapeut, denn er nahm den tierischen Magensaft und strich ihn Patienten auf ihre offenen Beine. In der damaligen Zeit war diese Erkrankung sehr verbreitet. Als erster bewies er so die Wirkung proteolytischer Enzyme in der Medizin.

Doch man entdeckte nahezu gleichzeitig auch, dass der Magen Salzsäure enthielt und schrieb sehr schnell dieser die therapeutische Wirkung zu. Nach vielen fehlgeschlagenen Versuchen mit reiner verdünnter Salzsäure, gab man die Heilung von offenen Beinen mit Magensaft von Tieren auf und Senebiers Methode geriet in Vergessenheit.

Jetzt kam ein junger Arzt und Biochemiker mit Namen *Theodor Schwann*, geboren 1810 in Neuß, gestorben 1882 in Köln, und isolierte aus dem Magensaft im Jahre 1836 einen geheimnisvollen Stoff. Er schaffte es ihn in konzentrierter Form herzustellen und nannte ihn Pepsin. Jetzt ward der Stoff gefunden der Eiweiß, den Baustein des Lebens, spalten konnte. Langsam aber sicher setzte sich nun die Erkenntnis durch, dass es wohl noch viele Stoffe auf der Welt gibt, die ähnlich wie Pepsin wirken könnten.

Der schwedische Chemiker *Jöns Jakob von Berzelius*, der von 1779 bis 1848 lebte und von den Entdeckungen Schwann´s gehört hatte, ahnte wohl als Erster wichtige Zusammenhänge zwischen den Enzymen und dem Leben auf der Erde, denn er schrieb noch im gleichen Jahr: *„Wir bekommen begründeten Anlass zu vermuten, dass in den lebenden Pflanzen und Tieren Tausende von katalytischen Prozessen zwischen Geweben und Flüssigkeiten vor sich gehen und die Menge ungleichartiger Zersetzungen hervorbringen, die wir künftig vielleicht in der katalytischen Kraft des organischen Gewebes, woraus die Organe des lebenden Körpers bestehen, entdecken werden."*
Wie vorausschauend Berzelius im Jahre 1836 war, wissen wir erst heute. Wir kennen inzwischen über 3.000, wobei wir aber erst rund 5% entschlüsselt haben, was ihre chemische Struktur betrifft. Vermutet werden jedoch noch weitere einhunderttausend oder mehr Enzyme. Praktisch zu ersten Male sind die biokatalytischen Prozesse beschrieben worden.

Kein geringerer als *Louis Pasteur*, er lebte von 1822 – 1895 überwiegend in Paris, widmete sich genauer diesen Prozessen, nannte diese Stoffe Fermente, da er sie aus der alkoholischen Gärung kannte, die zur damaligen Zeit Fermentation hieß.

Willy Kühne, ein in Heidelberg lebender Mediziner, gab allen eiweißverändernden Fermenten den Namen ENZYME. Dies tat er im Jahre 1878. Jetzt, man schrieb das Jahr 1897, legte man offiziell fest, dass alle eiweißspaltenden Biokatalysatoren in Zukunft den Namen ENZYME tragen sollten.

Um 1900 kannte man schon eine ganze Reihe von Enzymen, darunter auch Pankreatin, Trypsin, Chemotrypsin, Lipasen und Amylasen. Es waren viele Ärzte die nun mit den genannten Enzymen experimentierten. Zur gleichen Zeit wurden sie auch mit guten Erfolgen erstmals intravenös eingesetzt.

Alle Namen, die sich um Enzyme verdient gemacht haben, an dieser Stelle zu erwähnen würde den Rahmen dieses Büchleins sprengen. Ein Name sollte hier nicht unerwähnt bleiben, nämlich Max Wolf. Ein Österreicher, der im vorigen Jahrhundert überwiegend in den Vereinigten Staaten lebte. Er setzte in den 30iger Jahren proteolytisch wirkende Enzyme bei akuten und chronischen Entzündungen jeglicher Art mit bestem Erfolg systemisch ein. Später dann auch in höheren Konzentrationen bei der Krebsbehandlung. Ab dem Jahre 1950 etwa kam die Therapie der Gefäßerkrankungen und Virusinfektionen hinzu.

Heute werden Enzyme systemisch bei fast allen Erkrankungen eingesetzt. Es handelt sich in der Regel um Enzyme tierischer Herkunft, die mit denen der Pflanzen Papaya und Ananas gemischt werden.
Seit einiger Zeit setzen sich, von USA und Asien ausgehend, rein pflanzliche Enzyme immer mehr durch. Hier nimmt besonders der asiatische Reispilz (Aspergillus oryzae) eine führende Stelle ein. Auch er wird kombiniert mit den Enzymen von Papaya, Ananas, Feigen und Kiwi.

Nach alle den letzten Skandalen bei der Tieraufzucht, kann ich mir vorstellen, dass die Zukunft den rein pflanzlichen Enzymen gehören wird. Sie sind viel leichter zu gewinnen und zu stabilisieren. Somit können sie preiswerter auf den Markt gebracht werden.

Man kann heute sagen, dass wir in der Enzymforschung recht weit vorgedrungen sind. Trotzdem stehen wir noch am Anfang, was ihren Einsatz in allen Bereichen des Lebens betrifft.

3. Allgemeines über Enzyme

Sie werden im allgemeinen Sprachgebrauch Katalysatoren für die Gesundheit, Wirkstoffe der Zukunft, Kraft des Lebens, Bausteine des Lebens, Biokatalysatoren, Zündfunken des Lebens, Quelle des Lebens etc. genannt. Für mich sind es Biokatalysatoren von gewaltigem Einfluss in unserem Körper
Es sind hochmolekulare Eiweißverbindungen von biologisch großer Bedeutung. Schon in geringen Mengen und bei normaler Körpertemperatur vermögen sie komplizierte chemische Prozesse in Gang zu setzen, die ohne ihre katalysatorische Wirkung niemals vonstatten gingen. Leben wäre ohne sie auf diesem Erdball kaum möglich, da sie bei vielen Stoffwechselvorgängen im Pflanzen- und Tierreich eine Rolle spielen.
Enzyme beschleunigen also biochemische Prozesse, die bei normaler Körpertemperatur ohne sie zu langsam oder gar nicht abliefen. Sie zwingen ferner chemische Reaktionen in eine bestimmte Richtung abzulaufen und werden im Gegensatz zu den üblichen Katalysatoren, in den chemischen Ablauf, den sie steuern, einbezogen und dadurch allmählich verbraucht.
Der letzte Satz ist besonders wichtig, denn wenn man ihn sich bei der Therapie vor Augen hält, können wir schnell entscheiden zu welcher Zeit und wann und wie viele Enzyme einzunehmen sind. Das heißt im Klartext entweder lange vor, kurz vor oder inmitten einer Mahlzeit. Nach dem Essen eingenommen bringen sie keinen Nutzen. Die Tabletten liegen dann oben auf, werden vermutlich durch die lange Verweildauer im Magen schon aufgelöst und verdauen so nur den letzen Rest der Nahrung. Ihr wertvolle Kraft, die wir ja im Blut und an den Zellen benötigen, ist so verpufft.

4. Einteilung der Enzyme

Wir kennen bis heute über 3.000 Enzyme, wobei nur ca. 5% von ihnen genauestens bekannt und chemisch definiert sind. Um sie besser unterscheiden zu können hat man sie nach ihren Eigenschaften in sechs Hauptgruppen und den entsprechenden Untergruppen eingeteilt.
Diese sind:

1. Oxydoreduktasen   Ermöglichen die biologische
                           Oxidation und Reduktion
   - Dehydrogenasen
   - Oxydasen und Oxygenase

2. Transferasen   Übertragen chemische Gruppen von
                           einem Molekül auf ein anderes

3. Hydrolasen   Spalten Verbindungen unter Einlage-
                           rung von Wasser auf

   - Esterasen   Spalten Fettverbindungen
   - Glykosidasen   Spalten Zuckerverbindungen
   - Proteasen   Spalten Eiweißverbindungen wie
                           z. B. Proteine

4. Lyasen   Bilden oder öffnen
                           Doppelverbindungen zwischen
                           Atomen durch Anlagerung oder
                           Abspaltung chemischer Gruppen

5. Isomerasen   Lagern chemische Gruppen
                           innerhalb des selben Moleküls um

6. Ligasen   Bauen chemische Verbindungen auf,
                           wobei sie Energie verbrauchen
   - DNA – Ligasen
   - Synthetasen
   - Carboxylasen

Zur allgemeinen systemischen Enzymtherapie werden nur die Hydrolasen eingesetzt. Sie werden unterteilt in Proteasen, die Eiweißverbindungen, Amylasen, die Stärke und Glykogen, Glykosidasen, die Zuckerverbindungen und Esterasen, die Fettverbindungen spalten.

5. Wirkungsaktivität und –optimum

Um die Leistung der Enzyme untereinander vergleichen zu können, nutzt uns die mg-Angabe pro Kapsel oder Dragee nichts. Daher hat man sich auf eine Standartmessung mit einem bestimmten Substrat, dass in einer gewissen Zeit gespalten werden muss, geeinigt. Die Aktivität wird in F.I.P.-Einheiten ausgedrückt. (Federation Internationale Pharmaceutique). Nur wenn diese pro Tablette bekannt ist, kann die Aktivität der einzelnen Enzyme miteinander verglichen werden.

Zur Optimierung der enzymatischen Wirksamkeit benötigen die Enzyme sog. Co-Enzyme. In der Regel sind dies Vitamine, Mineralien und Spurenelemente. Auch Metalle, hier besonders Zink und verschiedene Aminosäuren, fungieren als solche. Sind sie nicht von Anfang an den Enzymen zugegeben, so nehmen sie sich diese aus der Nahrung und entziehen sie so dem Körper.

Die Spirulinaalge mit ihren Vitaminen, Aminosäuren und Spurenelementen, so wie zusätzlich basisch wirkende Mineralien eignen sich als Zusatz vorzüglich.

Um eine optimale Enzymwirkung zu erzielen, brauchen wir neben den Co-Enzymen auch die richtige Temperatur um optimal wirken zu können. Die Körpertemperatur ist diese Idealtemperatur.

Sehr wichtig ist auch der pH-Wert an den Stellen wo Enzyme wirken sollen. Hier müssen wir sehr deutlich zwischen Enzymen tierischer und denen pflanzlicher Herkunft unterscheiden.

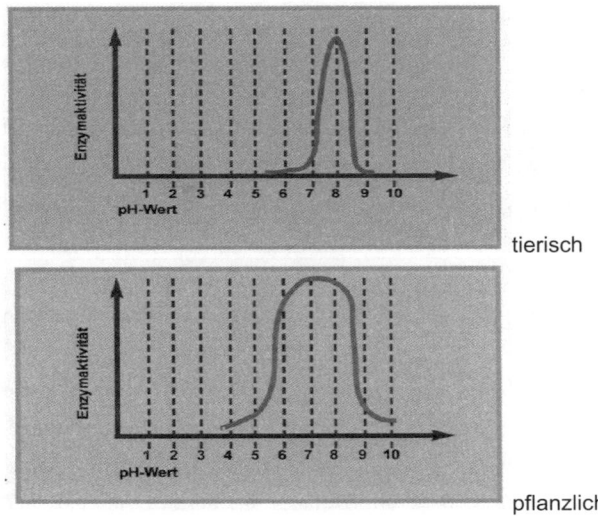

tierisch

pflanzlich

Wie wir deutlich an der oberen Zeichnung sehen, liegt das Wirkungsoptimum der pflanzlichen (untere Tabelle) Enzyme zwischen pH 6 – 8,5, dass tierischer Herkunft bei pH 7,5 – 8,5, somit überwiegend im basischen Bereich.

An der schematischen Darstellung unseres Verdauungstraktes sehen wir an entsprechenden Stellen die entsprechenden pH-Werte. So findet der überwiegende Teil unserer Dünndarmverdauung eines Mischköstlers, im leicht sauren bzw. neutralen Bereich statt. Wenn wir weiterhin bedenken, dass die meisten Menschen in unseren Breiten durch einen Ernährungsüberfluss übersäuert sind, so stellen wir fest, dass tierische Enzyme nur zum geringen Teil ihre Wirkungsaktivität entfalten.

Schematische Darstellung der pH-Werte des Verdauungstraktes:

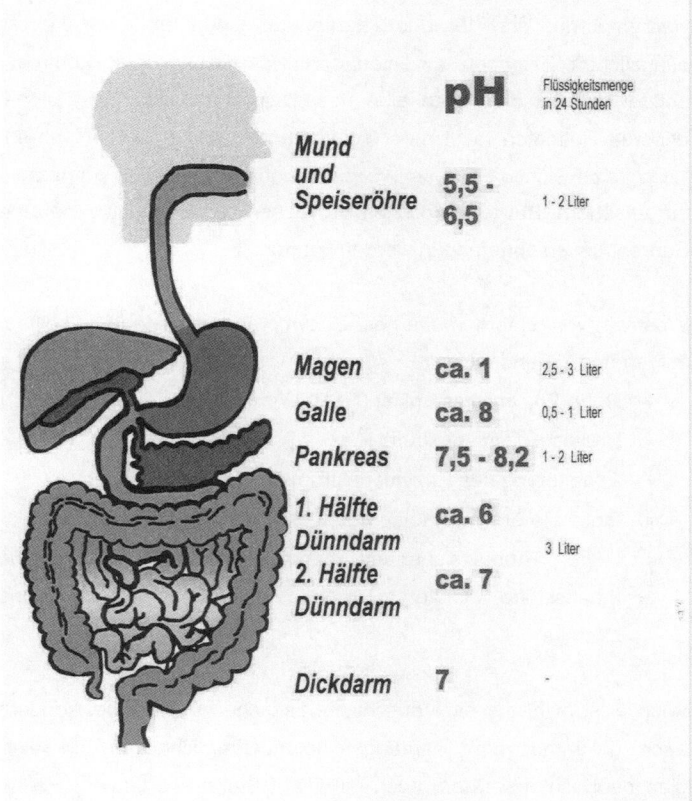

Dies heißt für uns als Therapeuten eine entsprechend höhere Dosierung vorzunehmen.

Im Gegensatz hierzu beginnen die Enzyme pflanzlicher Herkunft bereits im sauren Milieu ihre Tätigkeit. Diese sind in der Regel magensaftresistent. Trotzdem wird von der Industrie eine Tablette produziert, die vom Magensaft nicht oder nur schwer aufgelöst werden kann. Was für uns Therapeuten bedeutet, dass wir bei pflanzlichen Enzymen mit niedrigeren Dosierungen auskommen. Letztendlich ist dies auch eine Preisfrage, denn das Geld ist bei unseren Patienten nicht mehr so vorhanden wie noch vor Jahren. Auch ist es wichtig Patienten vor oder während einer Enzymtherapie zu entsäuern. Bei entzündlichen Prozessen entstehen oft zusätzlich Säuren, die so abgefangen werden können.

Was wir von einem modernen Enzympräparat verlangen sollten, zeigen uns folgende Punkte:

- Hohe Enzymwirksamkeit (F.I.P.-Werte)
- Breites Enzymspektrum
- Erweiterung des Enzymspektrums durch Co-Enzyme
- Optimale Enzymwirkung durch basische Mineralstoffe
- Hohe Produktsicherheit durch Verzicht auf tierische Inhaltsstoffe, Gluten, Hefen, Konservierungsstoffen und Lactose

Wichtig ist nicht nur ein Verzicht auf tierische Inhaltsstoffe, sondern auch, da immer mehr Nahrungsmittelunverträglichkeiten und Allergien beobachtet werden, auch einer auf Stoffe wie Gluten, Hefen, Konservierungsmittel und Lactose. Dies sollte aber heute bei der modernen Arzneimittelproduktion Standart sein.

6. Wirkmechanismus und Resorption

Zunächst einmal helfen die kurz vor oder zum Essen eingenommenen Enzyme unsere Nahrung mit abzubauen, was wiederum unserem Stoffwechsel zu Gute kommt. Hierbei verbrauchen sie sich zu einem so geringen Teil, dass von einem Verbrauch nicht die Rede sein kann. Der überwiegende Teil wandert über die Darmwände in die Lymphbahnen und somit in unser Blut. Dort werden sie zunächst von sog. Inhibitoren gebunden. Diese dienen ihnen als Transportmoleküle. Fehlen sie, so wird die Aktivität der Makrophagen, wie auch die der Killerzellen gebremst.

Durch die Gabe von proteolytischen Enzymen kann die Aktivität der Makrophagen und Killerzellen allerdings bis zum 10-fachen der ursprünglichen angehoben werden.

Treffen die Enzyme auf Immunkomplexe, die für unseren Körper schädlich sind, von ihm aber nicht als Fremdkörper erkannt werden, da sie körpereigene Strukturen angenommen haben, so werden diese gespalten. Die Bruchstücke als Fremdkörper erkannt und vom Abwehrsystem abgebaut und eliminiert.

Weiterhin fördern Enzyme die Produktion von TNF-alpha (TNF= Tumornekrosefaktor). Dieser Botenstoff spielt eine große Rolle bei der Vernichtung bestimmter Bakterienarten. Er ist ferner beteiligt am Entzündungsgeschehen und bewirkt das Absterben von Tumorzellen.

Ganz im Gegenteil zum TGF-beta (Transforming Growth Faktor, auch Wachstumsfaktor genannt), denn dieser fördert, wenn er nicht rechtzeitig vom aktiviertem alpha-Makroglobin gebunden wird, das Tumorwachstum und die Metastasierung. Man kann also sagen, proteolytisch wirkende Enzyme vermindern die Wirkung des TGF-beta und fördern die Produktion von TNF-alpha.

Übermäßig betriebener Sport, schlechte Ernährung, Stress, UV-Bestrahlung, Nikotin und eine Überforderung von Körper und Seele blockieren oder hemmen unser Immunsystem. Die Fachwelt spricht vom sog. „blocking factor" der auch durch proteolytische Enzyme abgebaut wird.

Nachfolgende Tabelle zeigt eindeutig die Wirkungscharakteristika verschiedener hydrolytischer pflanzlicher Enzyme.

	Aktivitäten bei entzündlichen Prozessen				
	Abbau von Schwellungen (Ödemabbau)	Immun-komplex-spaltung	Rezeptor-modulation	Aktivität der Abwehrzellen	Aktivierung der Proteoclycane in der Extrazellulären Matrix
Pflanzliche Proteasen	+++	+++	++	+	++
Pflanzliche Amylasen	-	++	+	++	+++

Aus allen diesen Erkenntnissen ergeben sich der im nächsten Bild abzulesenden Einsatz von proteolytisch wirkenden Enzymen.

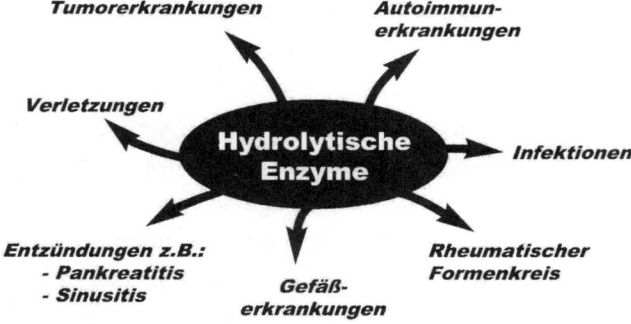

Spätestens an dieser Stelle kommen die Gegenargumente der Enzymtherapiegegner, die in der Regel auf die hohen Molgewichte von 40.000 und mehr abzielen. Hier heißt es immer wieder bei einem so großen Molekül ist die Resorption durch die Darmwand nicht möglich. Theoretisch ja, praktisch nein! Denn eine eindeutige Resorption von Enzymen ist oft genug nachgewiesen und jeder Patient der Enzyme regelmäßig nimmt, kann dies bestätigen.

Genaueres allerdings wissen wir bis heute noch nicht. Es werden einige Resorptionsmöglichkeiten wissenschaftlich diskutiert. So scheint es, dass der bioelektrische Widerstand der Darmzellen von Enzymen verringert wird und somit ihre Mobilität erhöht. Die geringere Spannung führt zu einer Elastizität, die Darmwand lockert sich und Enzyme schaffen den Weg zur Darmlympfbahn. Die nach meiner Auffassung wohl wahrscheinlichste Art der Resorption geht über die sog. „tight junctions". Dies sind Öffnungen zwischen bestimmten Darmzellen des Dünndarm.

Es gibt Toxine, die den Menschen töten können, wie z. B. das der Cholera, Diphterie und Tetanus. Dies Toxine haben ein 10-fach größeres Molgewicht als das der proteolytischen Enzyme und wandern auch über den Darm in die Lymph- und Blutbahn. Das Nervengift des Botolismusbakterium ist eine Protease, also ein Enzym, mit einem Molgewicht von ca. 950.000. Es wandert zwar nur ein Bruchteil von seinem Molgewicht, ca. 150.000, in die Blutbahn. Dies ist aber immerhin noch drei mal größer als das eines proteolytischen Enzyms. Von diesem Toxin führt bereits die Einnahme von 10 ng beim Menschen zum Tode. Dies sollten die Verfechter der Theorie einer schlechten oder gar keiner Resoption von Enzymen einmal bedenken.

7. Nebenwirkungen, Kontraindikationen

Enzyme sind praktisch nebenwirkungsfrei, wenn man von gelegentlich auftretenden breiigen Stühlen zu Beginn einer Therapie absieht. Hier sollten dann die proteolytisch wirkenden Enzyme mit dem ersten oder zweiten Bissen eingenommen werden. Die beste Wirkung entfalten sie natürlich, wenn sie kurz vor dem Essen verabreicht werden.

Wechselwirkungen mit anderen Medikamenten, sei es chemische oder naturheilkundliche, sind kaum zu befürchten. Viele setzen sie sogar mit der Chemotherapie gleichzeitig ein und sprechen von einer wesentlich besseren Verträglichkeit dieser für den Patienten. Es wird sogar behauptet, die Chemotherapie könne bis zu 30% reduziert werden, was wiederum deren Nebenwirkungen und der Verträglichkeit für den Patienten von Nutzen ist.

Da der Einsatz der systemischen Enzymtherapie sehr vielseitig ist, sollten wir zunächst abklären, wann und in welchen Fällen auf eine solche verzichtet werden soll oder muss. Zunächst ist sie grundsätzlich bei einer akuten Pankreatitis kontraindiziert. Dies ist sowieso ein Fall für die Klinik. Solche Fälle in der Praxis zu behandeln wäre unverantwortlich.

Bei der Schwangerschaft sollten Enzyme, wie auch andere Medikamente nicht eingesetzt werden. Ich setze in diesem Falle außer potenzierten Mineralien auch keine anderen naturheilkundlichen Mittel ein.

Für Patienten mit einer ausgeprägten Eiweißallergie ist die Gabe von Enzymen tunlichst zu vermeiden. Es wird oft bei allgemeinen Allergien von dieser Therapie abgeraten. Hier habe ich in meiner

Praxis andere Erfahrungen gemacht. Man kann proteolytisch wirkende pflanzliche Enzyme hier recht gut einsetzen. Nur sollte jedoch zu Beginn eine niedrigere Dosis gewählt werden.

Ebenfalls muss auf diese Therapie verzichtet werden bei Patienten mit Gerinnungsstörungen, seien es nun angeborene (Bluter) oder erworbene wie, z. B. fortgeschrittene Leber- und Nierenerkrankungen.

Bei einer Therapie mit gerinnungshemmende Substanzen (z. B. Marcumar) dürfen keine Enzyme verabreicht werden.

Bei gleichzeitiger Gabe von Thrombozythenaggregationshemmern (z. B. Aspirin) können Enzyme die Wirkung dieser verstärken, brauchen aber nicht abgesetzt werden. Oft reicht es, wenn 100 mg Aspirin neben den Enzymen nur noch alle zwei Tage genommen wird. Oder man reduziert bei täglicher Einnahme von Aspirin 100 die gedachte Enzymgabe um 1 Tablette.

Vor Operationen und größeren Zahnbehandlungen müssen Enzyme 48 Stunden vorher abgesetzt werden. Gleiches gilt für anstehende Blutuntersuchungen. Es könnte das Blutbild, hier besonders die Blutsenkung, verfälscht werden.

Hauptanwendungsgebiete

8. Alter

*Man kann nichts dagegen tun, dass man altert,
aber man kann sich dagegen wehren, dass man veraltert.*

Lord Samuel (1870 – 1959)

Enzyme sind Leben. Je länger wir leben, umso weniger Enzyme stehen unserem Körper zur Verfügung. So stellte man in Amerika fest, dass ein 18-jähriger Mensch 30 mal mehr Amylasen produziert als ein 69-jähriger. Auf alle lebenswichtigen Enzyme berechnet bedeutet dies, dass ab dem 20. Lebensjahr pro Lebensjahrzehnt ca. 13 % Enzyme nicht mehr zur Verfügung stehen; wie in der folgenden Tabelle zu sehen ist.

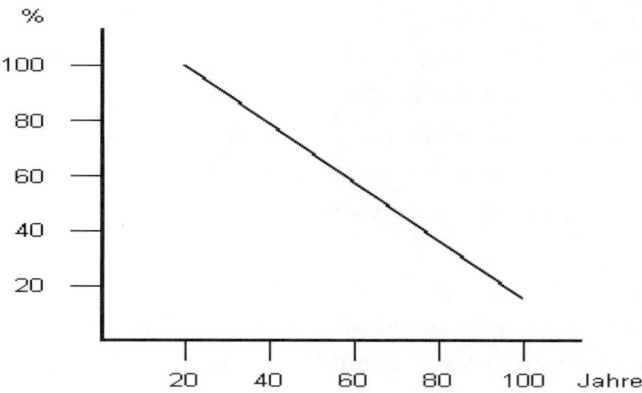

Wir alle werden automatisch älter, aber keiner will es so recht wahrhaben. Durch diesen Umstand verdienen Schönheitschirurgen, Kosmetikerinnen, die chemische und pharmazeutische Industrie Milliarden.

Allenfalls werden noch Vitamin- und Mineraltabletten, die inzwischen schon auf Kaffeefahrten etc., meist überteuert angeboten werden, genommen. An unseren Stoffwechsel wird nur bei Stuhlverstopfung gedacht. Schnell wird dem abgeholfen mit entsprechenden, den Darm mehr oder weniger reizenden Mittel.

Die Nahrung geht immer mehr zur gekochten über, da das Gebiss schlechter wird und die dritten Zähne nicht so recht sitzen wollen. Der ältere Mensch greift öfter zur Fertignahrung, wobei man bedenken muss, das sie überwiegend gekocht ist. Es wird dabei vergessen, dass Enzyme eine Temperatur von über 42° C nicht überstehen. Ihre ausreichende Zufuhr aus der Nahrung ist somit nicht mehr gewährleistet.

Je älter man wird, desto weniger wird sich bewegt, während der Konsum von alkoholischen Getränken steigt. Gemäß der Losung: *„Essen und Trinken hält Leib und Seele zusammen".* Um der Wahrheit näher kommen, müsste es besser heißen: *„Essen und Trinken kleistert Organe und Gefäße zusammen".*

Es ist seit langen bekannt, dass mit dem Alter die Immunabwehr langsam aber sicher nachlässt. Nicht nur die Makrophagen und Lymphozyten verändern sich deutlich, sondern auch die Zellen, die spezifische Abwehr- und Botenstoffe herstellen. Wie z.B. TNF (Tumor-Nekrose-Faktor), der unter anderem alpha-Interferon und Interleukine aktiviert. So kommt es, dass Wachstumsfaktoren wie TGF-beta (Transforming-Growth-Factor) überhand nehmen. Sie sind für den Körper von außerordentlicher Wichtigkeit, wenn es um die Heilung von Entzündungen und Reparaturen von Verletzungen geht.

Nur wenn der TNF-Botenstoff nicht mehr ausreichend vorhanden ist, wird dem Wachstumsfaktor TGF-beta kein Einhalt mehr geboten. Er verklebt und verkleistert alles was ihm in die Quere kommt. Dies kann in Arterien, Venen, Muskelgewebe, Narben und einzelnen Organe, wie z. B. Nieren, Leber, Lunge etc., geschehen.

Wir müssen uns das Ganze einmal wie ein Klavier vorstellen. Jede Saite ist gut gespannt und gibt nach dem Anschlag einen entsprechenden reinen Ton. Ziehen wir jetzt Wollfäden zwischen die Saiten, so werden wir ab einer bestimmten Anzahl keinen Ton mehr aus dem wohlgestimmten Klavier herausbringen.

Ein richtiges Zusammenspiel aller Botenstoffe ist für unserem Körper von außerordentlicher Wichtigkeit. Wenn dies nicht so abliefe, würden alle Verletzungen, Entzündungen, Reparaturen am Gewebe, Bakterien, Viren und vieles andere mehr uns sehr schnell zu Tode richten.

Im Alter sind leider die Wachstumsfaktoren, wie oben berichtet, durch Schwächung des Immunsystems auf dem Vormarsch und werden daher nur sehr schlecht gebremst. So kommt es in nahezu allen Organen, besonders aber in Muskeln, Leber, Lunge, Nieren und Gefäßen zu einer entsprechenden Ausbreitung von Gewebsbildungen. Sie haben keine weitere Funktion, außer Defekte im Körper zu verschließen. Man nennt diesen Vorgang auch Narbengewebebildung oder medizinisch je nach Sitz des Gewebes Fibrose oder Sklerose. Hieraus können wir jetzt viele Alterserkrankungen ableiten. Die Muskulatur wird hart und steif, die Bewegung eingeengt, die Knorpelmasse in den Gelenken verhärtet sich. Die Arbeit von Leber, Nieren, Lunge, Herz wird reduziert und vieles andere mehr tritt in Laufe der Zeit auf.

Gegessen wird aber weiter zu fett, zu viel, zu süß. So bekommen wir die typischen Einlagerungen in den Gefäßen, die jetzt beginnen nach und nach zu verhärten. Wir werden im Alter kurzatmig. Nieren und Leber können die Belastungen nicht mehr vertragen und arbeiten wesentlich langsamer, da auch sie von den Wachstumsfaktoren nicht verschont bleiben. Gleiches gilt für das Herz und seine Gefäße.

Man geht heute sogar davon aus, dass durch Bestimmung der Wachstumsfaktoren das tatsächliche biologische Alter der Menschen errechnen werden kann.

Was heißt das für uns, die wir ja alle älter werden. Zunächst einmal, bevor die Knochen und Muskeln beginnen weh tun, sich rechtzeitig ausreichend Bewegung an frischer Luft verschaffen, dies täglich und bei jedem Wetter.

Zum Zweiten sollte die Menge der Nahrung reduziert, Fett und Süßigkeiten vermieden werden. Alkohol, Nikotin, Kaffee und schwarzer Tee sind Genussmittel, sie sollten verboten, zumindest aber auf ein Minimum reduziert werden. Auf fettes Fleisch, Wurst und Käse, sowie stark und kurz Gebratenes, sollte verzichtet werden. Mageres Fleisch, Wurst und Käse hingegen können in geringeren, Gemüse, Salate, Obst und Vollwertprodukte in größeren Mengen verzehrt werden.

Als Drittes ist ratsam, dass jeder Mensch, der das 50. Lebensjahr überschritten hat, prophylaktisch proteolytische Enzyme zu sich nimmt, um den TNF-Wert und die damit verbundene Produktion von alpha-Interferon und Interleukine zu aktivieren.

Dies alles hält die Wachstumsfaktoren in Schach und verhindert so die Bildung überflüssiger Sklerosierung und Fibrosierung.

In meiner Praxis stehen die pflanzlicher Enzyme, wie sie in Regazym plus vorhanden sind, therapeutisch im Vordergrund.
Zur Prophylaxe gebe ich vor oder zu jedem Essen 1 Tablette.

Jedoch muss bedacht werden, dass proteolytische Enzyme kontraindiziert sind bei Patienten, die gerinnungshemmende Substanzen einnehmen und an Gerinnungsstörungen leiden.

Neben der täglichen Gabe von Reganzym plus, lasse ich zusätzlich alle 24 Stunden eine Tablette Selen Forte Syxyl nehmen, um freie Radikale, die natürlich im Alter vermehrt auftreten, abzufangen.

9. Alterserkrankungen

Haben wir in der Jugend eine Zellenvergrößerung, so ist es im Alter eine Verkleinerung, wobei gesagt werden muss, dass der Umschlagpunkt zwischen 25 und 27 Jahren liegt. Das bei einem 30-Jährigen bereits der Alterungsprozess beginnt bedenkt keiner, besonders nicht der 30-Jährige selbst. Hat man vor ca. hundert Jahren bei einem 50-Jährigem von einem weisen Greis gesprochen, so würde sich dies heute jeder in diesem Alter verbeten.

Die Menschen bilden im Alter keine homogene Gruppe. Es gibt rüstige 80-Jährige und klapprige 50-Jährige, oder anders ausgedrückt, jugendliche Greise und greise Jugendliche.

Die Alterspyramide ändert sich von Jahr zu Jahr. Hatten wir 1960 ca. 16% der Bevölkerung über 60 Jahre, so waren es 1993 bereits 21%. Bei den Älteren über 80 Jahren hat sich die Zahl auf das Zweieinhalbfache gesteigert.

Alter ist also ein biologischer Vorgang, der einen individuellen Verlauf nimmt und für jeden einzelnen vorprogrammiert ist.

Die Weltgesundheitsorganisation definiert Alter so:

51. – 60. Lebensjahr		alternder Mensch
61. – 75.	"	älterer Mensch
76. – 90.	"	alter Mensch (hochbetagt)
91. – 100.	"	sehr alter Mensch (höchstbetagt)
> 100.	"	langlebiger, alter Mensch

Von 1970 bis 1990 hat sich die Zahl der 75 bis 80-Jährigen um 17%, die der 80 bis 85-Jährigen um 51% und die über 90-Jährigen um 42% erhöht. Dies ist eine dramatische Zunahme der Altersstruktur und die Gerontologie steht erst am Anfang ihrer Forschung. Heute ist jeder fünfte Bundesbürger über 65 Jahre alt. Einer Hochrechnung zu Folge ist es im Jahre 2020, also in gut 15 Jahren, jeder dritte.

Die Alterung findet in verschiedenen Ebenen statt. Zunächst einmal die im molekularem Bereich, also das in der Erbsubstanz vorgegebene Altern. Dieses wird uns allen über die DNS mitgegeben und kann von keinem beeinflusst werden.

Anders sieht es im biochemischen Bereich aus. Hier ist besonders die Aktivität der Enzyme angesprochen. Sie lässt ab dem 25. Lebensjahr pro Lebensjahrzehnt um ca. 13% nach. Dies können wir mit den entsprechenden pflanzlichen Enzymen substituieren.

Bei der Alterung im mikroskopischen Bereich sind die Zellen des Binde- und Stützgewebes betroffen, wie auch die sich schnell teilenden Zellen der blutbildenden Organe.

Im makroskopischen Bereich können wir die Alterung an den Organveränderungen, z.B. an Herz, Leber, Niere, Haut etc. feststellen.

Wir können also zusammenfassend sagen, dass innere und äußere Einflüsse unseren Alterungsprozess bestimmen.

Was sind nun die häufigsten Erkrankungen die uns im Alter heimsuchen?

Zunächst einmal die *Herz- und Kreislauferkrankungen*. Hier sind es das Altersherz, also die Insuffizienz, die Rhythmus- und Durchblutungsstörungen, aber auch die venösen Thrombosen, die Blutdruckanomalien und häufig allerlei Arten von Schwindel. Es schließen sich an das Altersemphysem, in letzter Zeit wieder gelegentlich auftretend die Tuberkulose, oftmals Lungenentzündungen, weniger –embolien und Bronchialkarzinome.

Bei den *Magen- und Darmerkrankungen* sind es meistens eine schlechte Verdauung und Gallenbeschwerden, die im Alter gehäuft auftreten. Steine und Gries in der Gallenblase ist der Hauptgrund. Magen- und Zwölffingerdarmulkus treten oft in Verbindung mit Helicobacterinfektionen auf. Divertikel im Darm und Pankreasschwäche sind weitere Erkrankungen in diesem Bereich. Karzinome und Hämorrhoiden kommen im Alter auch häufiger vor.

Im *Blutbereich* finden wir oft anämische Zustände. Die Altersleukämie taucht immer öfter auf. Gleiches gilt auch für das Lymphom und einer Fehlbildung der Immunglobuline.

Diabetes, Hypo- oder Hyperthyreose, sowie die vermehrte Bildung von Harnsäure sind endokrinologische Erkrankungen die im Alter vermehrt vorzufinden sind.

Beschwerden die vom *Muskel- und Knochenbau* ausgehen, also den gesamten rheumatischen Formenkreis umfassen, sind ebenfalls Krankheiten, wie sie typisch für das Alter sind. Polyarthritis, Osteoporose und Arthrose, wie vermehrt auftretende Frakturen, die bereits bei leichteren Stößen komplizierte Formen annehmen können, gehören ebenfalls in diesen Bereich.

Im *neurologischen Bereich* sind es apoplektische Insulte, Neuralgien, Polyneuropathien, Krampfanfälle und die Parkinsonsche Erkrankung, die häufiger auftreten. Desgleichen gilt für die Demenz, Depressionen, das Delirium, der akuten Verwirrtheit und den paranoiden Zustände die in die Gruppe der psychiatrischen Krankheiten fallen.

Im *Urogenitalbereich* sind Blasen- und Harnwegsinfektionen, Nierenschwäche und Prostatavergrößerungen die Erkrankungen, die im Alter häufig anzutreffen sind. Nierensteine, Karzinome und Inkontinenz sind weitere Störungen in diesem Bereich. Gebärmuttersenkung, vaginaler Fluor und Juckreiz, sowie Mama- und Genitaltumore sind Alterskrankheiten der *Gynäkologie*.

Die beim älteren Menschen häufig auftretenden Beschwerden in der *Hals-, Nasen-, Ohren- und Augenheilkunde* sind der graue und grüne Star, Veränderungen der Makula, Visusstörungen, Altersschwerhörigkeit und Tinitus.
Im *Hautbereich* ist es besonders ein Altersjuckreiz der den Menschen sehr zu schaffen macht. Chronische Ekzeme, Ulcus cruris und Hauttumore sind weitere Erkrankungen. Auch der Dekubitus beim bettlegerischen Patienten zählt hierzu.

Wie wir wissen fängt das Altern bereits in der späteren Jugend an. Daher ist es ratsam, so früh wie möglich vorzubeugen, damit im Alter keine bösen Überraschungen auf uns warten. Was können wir also in der späten Jugend, oder wie es die Weltgesundheitsorganisation in ihrer Definition so schön sagt, als alternder Mensch, tun um eine ausreichende Vorbeugung vorzunehmen?
Ein alter, weiser Chinese hat vor ca. 3.000 Jahren im Gespräch mit seinem König auf die Frage, was ihn so alt und gesund hat werden lassen, folgendes geantwortet: „*Ich esse, wenn ich hungrig bin; ich trinke, wenn ich durstig bin; ich schlafe, wenn ich müde bin.*"
Im Grunde liegt in diesen Worten die gesamte Altersprophylaxe, jedoch wer hält sich mit 30, 40 oder 50 Jahren schon daran?
Es scheint sich immer mehr herauszukristallisieren, dass es drei Dinge sind, die den Alterungsprozess beschleunigen. Ein Mangel an Enzymen, Vitalstoffen, wobei Zink an oberster Stelle steht und ein Zuviel an freien Radikalen.
Enzyme, von denen im menschlichen und tierischen Körper schätzungsweise einhunderttausend vorhanden sind, sind Biokatalysatoren, die sich im Gegensatz zu chemischen Katalysatoren im Laufe der Zeit abbauen und daher immer wieder erneuert werden müssen.

Wir kennen von den menschlichen Enzymen erst ca. 3.000, von denen nur 5% vollkommen entschlüsselt und uns in ihrer chemischen Struktur exakt bekannt sind.

Eine amerikanische Untersuchung zeigt, dass ab dem 20. Lebensjahr pro Lebensjahrzehnt ca.13% der Enzyme nicht mehr vorhanden sind. Dies liegt teilweise an unserer Ernährung, die immer mehr zur Fertigkost tendiert und somit eine Erhitzung von über 42° C durchmacht. Diese und höhere Temperaturen sind der Tod der Enzyme. Der Verzehr von Rohkost nimmt auch mit dem Alter ab, denn die dritten Zähne können sie nicht gut verarbeiten. Außerdem bläht die Rohkost bei den meisten Menschen und wird aus diesem Grunde gemieden. Unsere heutigen Gemüse und Früchte enthalten nicht mehr soviel Vitalstoffe wie früher, weil alles auf möglichst viel und schnell ausgerichtet ist, leider auch in der Landwirtschaft.

Gleiches kann für Zink gesagt werden. Die Böden haben durch Überdüngung und intensive Bewirtschaftung kaum noch Zink, Selen und andere wichtige Mineralstoffe. Wir brauchen aber im Alter vermehrt Zink um zum Einen die Enzyme mit dem wichtigsten Co-Enzym zu versorgen, zum Anderen aber auch um den Leberstoffwechsel nicht entgleisen zu lassen, was im fortgeschrittenen Alter leider allzu oft vorkommt. Auge, Knochenbau, Darm, Nerven, Leber etc., praktisch alle Organe brauchen Zink und dies, je älter wir werden, um so mehr. Denken wir aber auch daran, dass Phosphate Zink binden. Wo sind sie nicht überall vorhanden; besonders in Fertigprodukten und Getränken. Weiterhin vermindert ASS die Zinkresorption. Kaum ein älterer Patient der nicht täglich sein ASS 100 zur Blutverdünnung nimmt. Viele Beispiele könnten an dieser Stelle angeführt werden, würden aber den Rahmen dieses Abschnittes sprengen.

Ein dritter wichtiger Faktor des Älterwerdens ist die vermehrte Entstehung der freien Radikale und ein Abgleiten des Säure-Basenhaushaltes ins saure Milieu. Hierüber ist soviel geschrieben und gesagt worden, so dass ich hier hierauf nicht näher eingehen muss.

Bewegungsmangel ist ein weiteres Kriterium im Alter. Meistens, so sagt man, wollen die Knochen nicht mehr so recht. Dies ist für viele Alte ein Grund bis in die Nacht hinein vor dem Fernseher sitzen zu können. So kommt zum Bewegungs- ein Schlafmangel hinzu.

Das Durstgefühl nimmt immer stärker ab, so dass der alte Mensch immer weniger trinkt. Das was er noch trinkt ist nicht gerade gesundheitsförderlich. Auch in diesem Bereich müssen wir den Patienten aufklären.

Hippokrates schrieb einmal: *„Krankheiten befallen uns nicht aus heiterem Himmel, sondern entwickeln sich aus den täglichen Sünden wider die Natur. Wenn diese sich gehäuft haben, brechen sie scheinbar auf einmal hervor."*

Können wir nun rechtzeitig den Alterserscheinungen vorbeugen? Bei dieser Frage gehen die Meinungen deutlich auseinander. Ich meine ja. Durch eine richtige Ernährung, ausreichende Flüssigkeitszufuhr, genügend Bewegung und Schlaf, Regulierung des Säure-Basenhaushalts, der Einnahme von Enzym- und Vitalstoffen, können wir zwar den Alterungsprozess nicht aufhalten, wohl aber den Alterserscheinungen entgegentreten.

Goethe schreibt in Zahme Xemien I: *„Keine Kunst ist's, alt zu werden, es ist Kunst es zu ertragen."*

In meiner Praxis setze ich daher ab dem fünften Lebensjahrzehnt täglich 1 Tablette Regazym plus vor dem Frühstück, sofern der

Patient kein Marcumar o.ä. nimmt, ein. In diesem rein pflanzlichen Enzympräparat sind die Enzyme des asiatischen Reispilzes, der Ananas, der Papaya, der Feige und der Kiwi enthalten. Ab 60 Jahre gebe ich dann 2 x 1 und ab dem 70. Lebensjahr 3 x 1 Tablette zur Prophylaxe. Weiterhin bekommen die Patienten zum Abfangen der freien Radikale Selen forte Syxyl, 1 Tablette täglich. Ich verwende diese Präparat, weil es neben den entsprechenden Vitaminen auch Selen, Rotwein- und Rote Beeteextrakt enthält. Gleichzeitig hiermit verordne ich eine Tablette Zink-D-Longoral.

Die Kombination Enzym, Radikalenfänger und Zink nehme ich selbst schon seit Jahren und setzte sie auch beim Patienten auf Dauer ein.

Zweimal jährlich sollte der Säure-Basenhaushalt kontrolliert und wenn nötig reguliert werden. Hierzu verwende ich Basosyx, weil es statt Natrium-, Kaliumverbindungen zur Neutralisation enthält. Da Regazym plus diese Mineralstoffkombination bereits enthält, ist oftmals eine Säure-Basenregulierung nicht erforderlich.

Auf die Psyche unserer alten Patienten sollten wir unbedingt eingehen und uns Zeit für ihre Alltagssorgen nehmen, auch wenn diese uns manchmal belanglos erscheinen mögen.

So schreibt Heinrich Heine im Buch der Lieder in der Vorrede: *„Lasst mich nicht ein alter Polterer werden, der aus Neid die jüngeren Geister ankläfft, oder ein matter Jammermensch, der über die gute, alte Zeit beständig flennt."*

Ganz zum Schluss sei ein alter Spruch aus Norddeutschland erwähnt, er sagt mehr als viele Worte und soll gleichzeitig eine Zusammenfassung dieses Abschnittes sein: *„Alt werden, steht in Gottes Gunst; jung bleiben, das ist Lebenskunst".*

10. Blase, Niere

Immer häufiger erscheinen Patienten mit Blasen- und Nierenbeschwerden in unseren Praxen. Es sind nicht, wie früher oft der Fall, ältere Menschen, nein alle Altersgruppen sind inzwischen davon befallen, ja sogar Klein- und Kleinstkinder. Liegt es an unserer Mode, wo leichte Kleidung gefragt ist und die selbst im Winter von wärmender Unterwäsche Abstand nimmt. Oder liegt es an den überhitzten Räumen? Nach meiner Erfahrung kommen mehrere Dinge zusammen. Hier sei besonders die heutige Schuhmode betrachtet. Sie ist modisch sehr schick, aber wärmen tut sie wenig oder überhaupt nicht. So laufen viele Menschen dauernd mit kalten Füßen herum. Wir wissen aber alle, dass der Fuß eine ganz besondere Affinität zum Urogenitalsystem hat.

In allen Kulturen stand bei den Ärzten als Krankheitsbild nur die anormale Harnentleerung im Blickfeld. Der Harn wurde eben zu diagnostischen Zwecken benötigt. Das Behandeln aber überlies man den Wund- und Schnittärzten, sowie den Steinschneidern. Die Urogenitalorgane galten als niedere Organe und wurden daher auch den „niederen Ständen" überlassen. Zwar kannten schon die Perser das Katheterisieren, doch im Allgemeinen ging es bei dieser Behandlung recht blutig zu. Infektionen waren an der Tagesordnung und Todesfälle nicht selten. Erst im 17. Jahrhundert, nachdem die Leichenöffnungen zugelassen wurden, begann eine genauere Untersuchung und Beschreibung dieser Organe. Studierte Ärzte behandelten aber weiter nicht die „niederen Organe". So dauerte es noch bis ins 19. Jahrhundert ehe die leidvollen alten Behandlungsmethoden ein Ende fanden. Inzwischen kannte man auch die

Antiseptik. Recht spät, erst Anfang des 20. Jahrhunderts ist auch in die Urologie der Fortschritt in Diagnostik und Therapie eingezogen.

Die Anatomie der Nieren soll hier nicht beschrieben werden. Wir können sie zu jeder Zeit in einem guten Anatomiebuch ausführlich nachlesen.

Was wir uns aber vor Augen führen sollten ist, dass die Nieren mit je 160 g Gewicht ca. zwei Millionen Nierenkörperchen und –kanälchen enthalten; 1,2 Liter Blut pro Minute durchfließen lassen und dabei 180 Liter Primärharn bilden, aus dem dann im Schnitt 1,5 Liter Harn bereitet wird.

Betrachten wir einmal die Hauptaufgaben der Nieren, so können wir sie grob in vier wichtige Bereiche einteilen:

1. Absonderung harnpflichtiger, stickstoffhaltiger Endprodukte des Eiweißstoffwechsels.
2. Regulation der Wasser- und Elektrolytausscheidung, um eine relativ gute Ionenstabilität im Körper zu erhalten. Dies geschieht nach dem Prinzip der Osmose.
3. Durch laufende Veränderung der Säure- und Basenausscheidung im Urin regulieren die Nieren unseren Säure- und Basenhaushalt. Dies machen sie in Zusammenarbeit mit Leber und Lunge. Nur so halten sie den Blut- pH- Wert relativ konstant.
4. Sie nehmen Einfluss auf die innere Sekretion, also auf Blutdruck, Blutbildung, Hormone und den Stoffwechsel der Knochen.

Einfach ausgedrückt kann man sagen, die Nieren sichern eine stabile Zusammensetzung aller Körpersäfte.

Die Erkrankungen der Niere, überhaupt des Urogenitaltraktes sind sehr vielseitig. Treten sie akut auf, dies gilt besonders für die Nieren, so sind sie sehr oft mit heftigen Schmerzen verbunden. Daher werden sie meist vom Notarzt versorgt, der den Patienten in der Regel gleich in die Klinik einweist, nachdem er ein entkrampfendes Mittel gespritzt hat. Selten wird ein Heilpraktiker zu einem solchen Notfall gerufen. Nierenschmerzen sind meist kolikartige Schmerzen im Rückenbereich, die aber auch in den Bauchraum ziehen und bis in die Schamgegend ausstrahlen können. Erbrechen und starke Übelkeit, Fieber und Schüttelfrost sind mit diesem Krankheitsbild vergesellschaftet. Sollte man jedoch einmal in einem solchen Fall gerufen werden, so habe ich immer Buscopan Suppositorien in der Tasche, die ich sofort verabreiche und eine Klinikeinweisung vornehme. Oft sind es Steine oder Gries die das Wandern anfangen und sich in den Gängen festsetzen.

Jedoch in unseren Praxen sammeln sich die chronischen Erkrankungen des Urogenitalsystems. Bei Frauen sind es oft immer wiederkehrende Baseninfektionen. Mehrfache kurz- oder langfristige Antibiotikabehandlungen liegen hinter ihnen. Nur die Keime feiern nach kurzer Zeit fröhliche Urständ. Bei Männern meist altersbedingte Prostatavergrößerungen. Ferner sind es Menschen mit Niereninsuffizienz. Sie klagen über Abgeschlagenheit, oft mit Übelkeit, seltener mit Erbrechen und chronischen Rückenschmerzen verbunden. Von leichtem Ziehen in die Leistengegend, bei Männern bis in beide Hoden wird berichtet. Häufig treten Kopfschmerzen auf und der untere Blutdruckwert ist meist erhöht. Hier gegen nehmen sie dann lange Zeit schon blutdrucksenkende Mittel. Der Harn ist oft trübe und für einen Morgenurin zu hell. Es wird zu wenig getrunken, daher ist die Harnausscheidung zu gering. Aber auch das Gegenteil, ein zuviel an Harn, kann ausgeschieden werden. Diese Patienten trocknen dann langsam aber sicher aus.

Wir haben meist einen positiven Leukozyten- und Eiweißbefund im Urin. Bei Blaseninfektion zeigt uns der Urinteststreifen immer Nitrit an. Die Patienten die chronisch darunter leiden spüren es selbst schon, denn sie klagen über mehr oder weniger starkes Brennen beim Wasserlassen, je nach Bakterienbefall der Blase.

Männer mit einer harmlosen, noch nicht für eine chirurgische Behandlung reife Prostatavergrößerung, berichten über entsprechende Beschwerden (siehe Abschnitt Prostata). Dies sei nur am Rande erwähnt, aber es gehört mit ins Bild, denn meine Therapie, ist hier ähnlich wie die der anderen chronischen Urogenitalerkrankungen.

Besonders ältere Damen sprechen oft von einem nur geringen Harnabgang der für sie unangenehm ist und den sie nicht bremsen können. Sie tragen daher schon seit geraumer Zeit Vorlagen. Auch dies gehört hier hinein und ist heute Praxisalltag.

Überwiegend sind es ältere Frauen die mit chronischen Nierenbeschwerden kommen. Sie tranken und trinken Zeit ihres Lebens, im Gegensatz zu Männern, viel zu wenig. Je älter die Patienten werden, desto weniger wird getrunken. Ein Phänomen allerdings, das beiden Geschlechtern gleich ist.

Harndrang, verbunden mit einem Druck in der Blase, der sich bis zu den Nieren fortsetzen kann und zu häufigem Wasserlassen führt, fällt in letzter Zeit beim älteren Menschen immer häufiger auf. Nur leider sind die Harnmengen hier äußerst gering, so dass teilweise nur von „Tröpfchen" geredet wird.

Als Therapiebasis bei allen Urogenitalerkrankungen verwende ich pflanzliche Enzyme, sofern sie nicht kontraindiziert sind. Dies sind

Patienten mit Gerinnungsstörungen, Leber- und Nierenleiden im fortgeschrittenen Stadium und die auf gerinnungshemmende Substanzen eingestellten. Auch hat es sich bewährt pflanzliche Enzyme grundsätzlich ab dem fünften Lebensjahrzehnt einzusetzen, da im Alter wichtige Enzyme aus den Nahrung nicht mehr aufgenommen werden. Mit den Enzymen erreiche ich eine bessere Durchblutung, sowie ein Stärkung des Immunsystems. Es ist uns daher auch bei Entzündungen sehr von Nutzen.

Bei chronischen Blasenreizungen, vergrößerter Prostata, dem oben erwähnten Blasendruck mit dem dauernden Gefühl des Wasserlassens, beim sog. Harnträufeln, sei es nun „stressbedingt" oder auf eine Schwächung des Blasenmuskels zurückzuführen, kombiniere ich Regazym plus mit Miktosyx Tabletten, von beiden je nach Schwere der Beschwerden 3 x 1 - 2 Tabl. täglich.

Bei dauernd wiederkehrenden Harnwegs- und Blaseninfektionen, die nahezu mit allen Antibiotika schon behandelt wurden, hat sich zu der oben angegebenen Therapie noch bewährt Preiselbeersaft zu trinken. Da man diesen aber sehr schnell leid wird, hat man die Möglichkeit seine Wirkstoffe in Form einer Tablette zu bekommen. Sie hat den Namen Preiselsan. Es sollten pro Tag 1 bis 2 genommen werden. Diese Tablette hat gegenüber dem Saft weitere Vorteile. Sie ist preiswerter und im Gegensatz zum Saft, von dem man täglich mindestens 200 bis 300 ml trinken muss, besser magenverträglich. Eine zusätzliche Verordnung eines Harntees ist anzuraten.

Bekommen wir trotz dieser Therapie, die wir auch bei Kindern anwenden können, die oftmals resistenten Stämme nicht in den Griff, so sollten wir uns nicht scheuen auch einmal kurzfristig auf die Chemie zurückzugreifen. Ich verordne dann 20 Filmtabletten Urotractan, morgens und abends je eine Tablette nach dem Essen.

In der Regel verschwinden die Bakterien dann relativ rasch. Da es ein rezeptfreies Medikament ist, wird es von den Ärzten äußerst selten aufgeschrieben. So ist die Gefahr einer Resistenzbildung sehr gering. Kinder unter 12 Jahren sollten von dieser Therapie allerdings Abstand nehmen.

Vergessen wir aber nicht den Patienten auf die für ihn wichtige Flüssigkeitszufuhr hinzuweisen. Ein Sprichwort sagt: *„Erst wenn der Brunnen trocken ist, schätzt man das Wasser."*
Bewährt haben sich in meiner Praxis zwei Teesorten. Zuerst einmal gebe ich Volmers Grüner Hafertee um alle Schlacken, besonders die angesammelten Säuren, rasch zu entfernen. Im Anschluss daran benutze ich einen Fertigtee mit Namen Harntee Steiner. Hiervon lasse ich zwei- bis dreimal ¼ Liter Tee trinken, wobei er möglichst dünn zubereitet sein soll. Dazu nehme ich einen Teelöffel auf ¼ Liter heißem Wasser. Die beschriebene Therapie eignet sich auch gut zur Ausschwemmung von Nieren- und Blasengrieß.

Zur Ernährung beim chronisch Nieren- und Blasenkranken sei gesagt, dass sie im Prinzip alles essen können. Wenn sie entsprechend viel trinken. Möglichst keine stark aufgebrühten Kräutertees. Wasser ist immer noch das geeignetste Getränk. Trinken sie aber im Verhältnis zu wenig, so sollten sie vorsichtig sein mit eiweißreicher Ernährung. Dies gilt nicht nur für tierisches, nein auch für pflanzliches Eiweiß. Ferner ist Vorsicht geboten bei kalzium- und oxalsäurehaltigen Nahrungsprodukten, sowie allen Leckereien die im Körper den Säure- und Basenhaushalt durcheinander bringen können.

Zum Schluss noch ein Tipp:

Eine gut geführte Anamnese führt Sie schon während des Gesprächs in die Richtung Nieren- und Blasenerkrankungen. Seien wir uns bewusst, dass die Niere eine Beziehung zu Herz und Augen hat. Daher ist ein kurzer Blick auch auf den Augenhintergrund wichtig, da er uns bereits Veränderungen oder Blutungen im Netzhautbereich anzeigen kann.

Merken wir uns zum Abschluss die Umwandlung eines alten chinesischen Sprichwortes: *„Das Wasser kann ohne (Fische) Niere auskommen, aber keine (Fische) Niere ohne Wasser."*

11. Prostata

Glauben wir den Statistiken, so bekommen ca. 80 von 100 Männern im Laufe des Lebens Probleme mit ihrer Prostata und 30% von ihnen müssen sogar operiert werden.

Sie wiegt 20 g, ist walnussgroß und besteht aus Drüsen, Muskel- und Faserzellen und gehört zu den Geschlechtsorganen. Ihre Sekretion, ca. 40% des Ejakulats, enthält unter anderem Zink, Amino- und Zitronensäure, Vitamine, Zucker, Enzyme wie Phosphatase und prostataspezifisches Antigen (PSA), ferner Prostaglandine, die die Aufgabe haben den weiblichen Genitaltrakt zu stimulieren.

Es war eine Leidensgeschichte für die Männer, denn obwohl man das Krankheitsbild schon seit über 7.000 Jahren kannte, passierte in der Therapie, außer guten Ratschlägen, Gottvertrauen im alten Indien, Maßregeln und Kräuterrezepturen im europäischen Raum, nichts.

Prostataleiden wurden bis ins 19. Jahrhundert den Steinschneidern überlassen. Bekannt war das Harnverhalten, so versuchte man ab dem Jahre 1650 den Harnabfluss zu erleichtern. In dieser Zeit wurde ein Tripper als Ursache vermutet. Katheter wurden entwickelt, die mit einer Mischung aus Bleiverbindungen und Leinöl bestrichen, mehr Folterinstrumenten als Kathetern glichen. Kam man mit diesen Instrumenten nicht zum Zuge, wurde der Patient den Steinschneidern zur weiteren Behandlung überlassen. Da diese die Anatomie nicht beherrschten, ging es dort recht blutig zu und nur 40% ihrer Patienten überlebten diese Tortur.

Anfang des 19. Jahrhunderts begann man mit einer Art Blasenspiegelung, die aber erst richtig in der Mitte des Jahrhunderts angewendet wurde. Erst 1900 kam es in London zur ersten Operation an der Prostata. Die heutige moderne Prostatachirurgie, so kann man sagen, ist gerade erst knapp über 60 Jahre alt.

Unterschieden werden drei Prostataerkrankungen:
1. *Prostatitis*. An ihr erkrankt in der Regel jeder dritte Mann zwischen 20 und 50 Jahren. Wir unterscheiden hier die akute und die chronische bakterielle Prostatitis. Bei der akuten, die plötzlich und unerwartet auftritt, spielen meistens Darmbakterien, Chlamydien oder Pilze eine Rolle. Der Patient hat neben Unwohlsein, Fieber und Schüttelfrost, Schmerzen in den Lenden, dem Hüftbereich und den Genitalien. Der Schmerz zieht zwischen Hodensack und After und es tritt starkes Brennen beim Wasserlassen auf. Häufiger Harndrang und Schmerzen bei der Ejakulation runden das Krankheitsbild ab.

Bei der chronischen bakteriellen Prostatitis werden Bakterien durch Prostatasekrete eingeschlossen und können so schlecht unschädlich gemacht werden. Die entstehende Entzündung flammt also immer wieder auf und macht Beschwerden in der Prostata, dem Dammbereich, in den Hoden und der Penisspitze. Oft begleitet mit Schmerzen in der Lendengegend und im Beckenbereich. Die Patienten haben einen wässrigen Penisausfluss, müssen häufig nachts unter Schmerzen Wasserlassen. Begleitet wird es mit starkem Brennen im Penis. Sie haben häufig eine vorzeitige schmerzliche Ejakulation. Es findet sich oft Blut in der Samenflüssigkeit und eine Schwellung der Hoden tritt auf.

Eine weitere Form ist die chronische Prostatitis. In der Altersgruppe ab 40 Jahren leiden etwa 2/3 aller Männer gelegentlich an ihr. Ihr Verlauf ist praktisch ohne Symptome.

Die häufigste Form ist die chronische nichtbakterielle Prostatitis. Sie trifft man häufiger bei 30 bis 50 Jährigen an. Hier handelt es sich vermutlich um einen Rückstau von Urin in den Prostatakanälchen und -gängen, der zur Entzündung führt. Ursache ist oft eine Entleerungsstörung der Blase. Es kann auch eine zu dick produzierte Prostataflüssigkeit sein, die saurer als normal ist und so zu Entzündungen führt. Bei diesem Krankheitsbild treten Schmerzen in den Hoden, im Penis, dem Rektum und in den Lenden auf. Nach dem Beischlaf hat der Patient häufiger Harndrang, verbunden mit Brennen beim Wasserlassen. Nach dem Geschlechtsverkehr kommt es zum Ausfluss aus der Harnröhre.

2. *Prostatahyperplasie*, auch *benigne Prostatahyperplasie* (BPH) genannt. Sie ist eine gutartige Prostatavergrößerung und tritt in der Regel ab dem 50. Lebensjahr auf. 60% der 60- und über 70% der 70-Jährigen haben mit diesem Krankheitsbild ihre Schwierigkeiten. Es handelt sich um eine Vermehrung der Prostatazellen die schleichend stattfindet und vom Patienten kaum beachtet wird. Die Symptome sind ein verzögerter oder erschwerter Beginn des Wasserlassens und ein dünner Harnstrahl. Die Entleerung erfolgt meist in mehreren Etappen. Es tritt Harnträufeln, Inkontinenz und normales oder akutes Harnverhalten auf. Die Blase hingegen zeigt ein Unbehagen beim Wasserlassen, einen Harnzwang mit häufigem nächtlichem Drang und dem Gefühl, als ob die Blase noch voll ist.

3. *Prostatakrebs*. Heute kann man sagen, das ungefähr 70% aller 80-Jährigen einen Prostatakrebs haben, an dem sie allerdings nicht sterben. Kommt dieser Krebs familiär vor, so besteht bei Verwandten ersten Grades (Vater, Bruder) ein dreifach höheres Risiko daran zu erkranken. Wenn außerdem ein Verwandter zweiten Grades (Großvater, Onkel) betroffen war, ist es sogar sechsmal höher.
Im Frühstadium treten keine Symptome auf, weil er sich zu 90% an der Außenwand entwickelt und dadurch die Harnröhre nicht verengt.

Er wird oft erst entdeckt, wenn gleichzeitig eine Hyperplasie vorliegt. Treten die ersten Symptome auf, so befindet sich der Krebs meist im fortgeschrittenem Stadium und metastasiert bereits. Der Patient klagt über Appetitlosigkeit, Müdigkeit und Erschöpfung, hat Gewichtsverlust und Anämie. Weiterhin sind Schmerzen im Knochenbereich vorhanden. Im Urin und Sperma findet sich häufig Blut. Die Lymphdrüsen sind in der Regel stark angeschwollen.

Unter dem Krankheitsbild allgemeiner *Prostataschmerz* versteht man:
1. Schmerzen bei Erektion oder Ejakulation.
2. Geringe Libido und wenig Samenflüssigkeit.
3. Impotenz.

Die wichtigsten Untersuchungsmethoden sind heute die Bestimmung des PSA-Wertes (Prostataspezifisches Antigen). Bis 30 Jahre sollte er 0,1 - 2,0 ng/ml und ab 50 Jahre 0,1 - 4,2 ng/ml betragen. Steigt der PSA-Wert auf über 10 ng/ml an, liegt mit ca. 60%iger Wahrscheinlichkeit ein Prostatakrebs vor. Ein weiterer Wert ist der PAP-Wert (Prostatic acid phosphatase), dieser sollte zwischen 0,1 - 3,0 ng/ml liegen.
Der Harn muss auf Protein, Blut und Bakterien geprüft werden.

Eine der häufigsten Untersuchungen ist die rektale. Bei einer Prostatitis ist die Prostata weich, schwammartig und druckempfindlich. Bei der benignen Prostatahyperplasie (BPH) ist sie glatt, fest und vergrößert. Die anatomisch bedingte Furche ist deutlich tastbar, wohingegen beim Krebs diese nicht mehr zu tasten ist. Er ist als harter Knoten mit unregelmäßiger Oberfläche zu fühlen.

Die normale Ultraschalluntersuchung zur Überprüfung der Prostata, Nieren und Restharnbestimmung sollte zusätzlich noch mit einer Transrektalultraschallsonographie kombiniert werden, um genauestens Krebs und BPH zu unterscheiden.

Bei der Zystoskopie betrachtet man endoskopisch Harnröhre, Blase und Prostata.

Ein intravenöses Pyelogramm, heute nur noch sehr selten durchgeführt, dient zur Prüfung auf Anomalien der Nieren und des Harntraktes.

Eine weitere Methode ist die Biopsie, die heute sehr beliebt ist. Hier erfolgt eine Gewebeentnahme über den Enddarm, mit dem Zweck festzustellen, ob die Prostataknötchen gut oder bösartig sind. Von der Biopsie halte ich nichts, weil sie über den Enddarm erfolgt und somit selbst bei sauberster Ausführung immer noch zuviel Ausscheidungsprodukte über die Nadel in die Prostata gelangen.

Hackethal schreibt in seinem letzten (unveröffentlichtem) Buch: *"Nachdem die 10-Jahres-Überlebenszeit der unbehandelten Biopsieoperierten im Schnitt nur 17%, die der total Unbehandelten aber 97,5% beträgt, ist höchstwahrscheinlich, daß in der Biopsie-Operation ein erhebliches sterblichkeitsförderndes Potential infolge massiver Krebszellenausstreuung steckt."*

CT oder Kernspinntomographie geben ein genaues Bild von der Lage und Ausbreitung eines Tumors.

Zum Schluss kann noch das Knochenszintigramm angeführt werden, um festzustellen ob der Krebs bereits metastasiert.

Den PSA-Wert alleine für die Aussage, ob ein Tumor vorliegt oder nicht, halte ich für sehr gewagt. Ich habe Patienten, die einen sehr hohen PSA-Wert haben und vom Tumor keine Spur vorhanden ist. Andererseits welche, die einen bösartigen Tumor bei niedrigstem PSA-Wert hatten. Es sind so viele Faktoren die bei der Messung eine Rolle spielen, so dass man erst einmal den Patienten mit hohen Werten beruhigen muss, bevor er sich, nur auf Grund des erhöhten PSA-Wertes, einer Biopsie unterzieht. Zunächst einmal sollte er erst alle anderen Untersuchungen ausschöpfen. Hier bekommt man dann sehr schnell ein klares Bild. Operation und Biopsie sind dann in den meisten Fällen plötzlich überflüssig.

Da uns alle diese Untersuchungsmethoden in der Praxis fehlen, es auch nicht zu unseren Aufgaben gehört, können wir nur anamnästisch festzustellen, ob der Verdacht einer Prostataerkrankung vorliegt. Hierzu hat die WHO eine "Bewertungstafel der Prostatasymptome" entworfen, die folgende Fragen enthält:

1. Wie oft im vergangenen Monat hatten Sie das Gefühl die Blase nicht richtig zu entleeren?
2. Mussten Sie innerhalb zwei Stunden öfter urinieren?
3. Ging dies in mehreren Schüben vor sich?
4. War es schwer das Urinieren zu verschieben?
5. War der Harnstrahl dünn?
6. Mussten Sie anfangs drücken oder pressen?
7. Mussten Sie in der Nacht aufstehen um Wasser zu lassen?

Die Punkte für die Antworten sind:
Gar nicht = 0
In weniger als einem von fünf Fällen = 1
In weniger als der Hälfte der Fälle = 2
In etwa der Hälfte der Fälle = 3
In über der Hälfte der Fälle = 4
Fast immer = 5

Die Auswertung ergibt folgendes Bild:

bis 9 Punkte: keine Behandlung erforderlich, 10-17 Punkte: Mäßige Symptome einer BPH vorhanden, Therapie ist angezeigt, über 17 Punkte: eingehende Untersuchung durch den Facharzt ist dringend erforderlich.

Die derzeitigen nicht medikamentösen Therapien sind die Katheterisierung als wichtigste und anfängliche.

Bei der *Transurethalen Prostatektomie* (TURP) wird durch den Penis ein Laser eingeführt (früher war es ein hochfrequenter Lichtbogen), die Harnröhre freigelasert und das anfallende Material einfach abgesaugt. Inkontinenz oder Harnträufeln beim Patienten sind hiernach oft die Folge.

Bei der *offenen Prostatektomie* wird die Prostata durch einen Einschnitt oberhalb des Schambeins total entfernt.

Eine weitere Methode ist die *transurethale, ultraschallgesteuerte, laserinduzierte Prostatektomie* (TULIP). Hier wird die Lasersonde in den Penis eingeführt, das Ganze mit Wasser gefüllt um das Blut zurückzudrängen. Das Gewebe wird abgetragen. Die Blutstillung erfolgt mittels Laser.

Eine weitere Art ist das *Setzen von sog. Stents*. Man verwendet zwei Stentimplantate. Ein schlauchförmiges Netz (Wandstent) oder eine vergoldete Metallspirale (Fabian Urospirat).

Auch die *Ballondilatation*, wie man sie bei Herzkranzgefäßen verwendet, wird gelegentlich praktiziert. Der Ballon wird durch die Harnröhre eingeführt und dann aufgeblasen.

Bei der *Mikrowellenhyperthermie* (Prostatron) werden bei lokaler Betäubung die Gewächse auf 42° C erhitzt, während das umliegende Gewebe gekühlt werden muß. Dieser Eingriff ist umständlich, erfolgt durch den Penis und dauert etwa 1-2 Stunden.

Die *Transrektalen Hyperthermie* geht, wie der Name sagt, über den Enddarm an die Stelle des Gewächses. Bis hier eine Wirkung eintritt, muss die Prozedur sechsmal wiederholt werden. Daher ist diese Methode unter der Bezeichnung Thermex so weiterentwickelt worden, dass nur eine einmalige Behandlung notwendig ist.

Die *Transurethale Nadelablation* (TUNA), hier werden Nadeln eingeführt um höhere Temperaturen und größere Präzision zu erreichen.

Sonoblate ist ein Gerät zur Fokussierung von Ultraschallwellen auf die Prostata, es wird in den Enddarm eingeführt und bewirkt so eine Schrumpfung.

Bei der *Kryotherapie* wird eine Sonde durch den Penis eingeführt. Die Spitze mit flüssigem Stickstoff abgekühlt. Nach anschließend 10 minütiger Erwärmung wird das geschmolzene Gewebe einfach abgesaugt.

Bei einer neueren Methode, die jedoch noch im Experimentierstadium ist, spritzt man mittels Hohlnadeln *radioaktive Körnchen* (seeds) direkt in das Prostatakarzinom. Der Krebs wird durch die Seeds zerstört. Der Patient braucht keinen Klinikaufenthalt mehr und kann am nächsten Tag seine Arbeit aufnehmen.

Eine sehr beliebte Methode war lange Zeit die *Hodenentfernung* (Orchidektomie). Dies macht man um die Testosteronproduktion zu senken. Gleiches wird auch durch chemische Kastration, die man gelegentlich noch macht, erreicht. Hier wird mit hohen Östrogengaben gearbeitet, was beim Patienten Hitzewallungen und klimakterische Beschwerden, wie sie bei Frauen auftauchen, auslöst.

Die medikamentöse Gabe bei beginnenden Prostatabeschwerden beschränkt sich meist auf den chemischen Stoff ß-Sistosterin oder die Naturstoffe Brennessel, Blütenpollen, Zwergpalmfrüchte, Kürbissamen, Sägepalmfrüchte und Zitterpalmblätter. Sie werden einzeln oder als Kombination untereinander oder mit Rosskastanie, Goldrute etc. gemischt. Sie sind von fast allen Naturheilkundefirmen in der einen oder anderen Form erhältlich. Bei Patienten sehr beliebt ist das kleinblütige Weidenröschen, morgens eine Tasse als Tee getrunken. Man bekommt es inzwischen neben den Apotheken auch in Drogeriemärkten und sogar an den Gewürzständen auf den Marktplätzen.

In meiner Praxis hat sich sehr eine Kombination von Miktosyx, 2 - 6 Tabletten und Regazym plus 3 - 6 Tabletten, je nach Schweregrad der Erkrankung bewährt.

Den Patienten, die noch nicht erkrankt sind, kann man einige Ernährungstipps mit auf den Weg geben.
Hierzu gehört eine möglichst fett- und eiweißarme Kost. Wenn Fette, dann aber nur mehrfach ungesättigte. Es sollen Nahrungsmittel genommen werden, die reich an pflanzlichen Hormonen und antioxidativ wirkenden Vitaminen sind. Hierzu zählen: Weizen- und Sojakeimlinge, Vollreis, Sellerie, Rote Beete, Schnittlauch, Petersilie, Kohlrabi, Chinakohl, Erbsen, Tomaten, Paprikaschoten, Gurken und Kürbis. Ferner Äpfel, Birnen, Hasel- und Wallnüsse, Pinienkerne, Kokosnüsse und Leinsamen.
Allzu kalte Getränke sollten möglichst vermieden werden.

Ist allerdings der Patient bereits erkrankt und in ausreichender Behandlung, so sollten wir ihm folgende Ernährungshinweise geben. Zuerst eine drastische Einschränkung der Fettzufuhr. Verbot von Säugetierfleisch, statt dessen umsteigen auf mageres Geflügel, mageren Fisch, Magermilch- und Käseprodukte. Vermehrt frisches Obst und Gemüse, wobei letzteres nur leicht gedünstet oder roh gegessen werden sollte. Vollkornprodukte und eine ballaststoffreiche Nahrung, also keine Stärkeprodukte, sind indiziert. Wichtig ist die Zufuhr von Vitamin E, Selen, Betakarotin und Zink. Daher gebe ich Selen forte Syxyl, 1 Tablette und Zink-D-Longoral 2 mal 2 Tabletten täglich.

Auf den Genuss von Alkohol, Kaffee, schwarzem Tee und Nikotin sollte möglichst verzichtet, zumindest aber deren Konsum drastisch eingeschränkt werden. Ein Essen oder Trinken von Eisgekühltem muss unbedingt unterbleiben.

Wir können aber den Menschen Ratschläge erteilen, wie sie sich vorbeugend verhalten können. Hier ist die niedrigste Dosierung der oben empfohlenen Medikamente angezeigt. Ist eine Erkrankung vorhanden und der Patient therapeutisch gut eingestellt, so dürfen wir seine Ernährungsumstellung nicht außer Acht lassen. Nach meiner Feststellung wird bei diesem Krankheitsbild schon zur Diagnosestellung recht schnell und zu viel zur Nadel und zum Messer gegriffen. Wir können unsere Patienten aufklären über andere, nicht den Körper verletzenden, Möglichkeiten die zur genauen Feststellung der Prostataerkrankung dienen und zumindest genau so gut, wenn nicht besser sind. Wir müssen sie auch vor einer allzu schnellen Operation warnen, denn auf diesem Gebiet ist die Operationsfreudigkeit noch zu groß. Bei einer schnell angeordneten Operation auf Grund einer ungünstigen Diagnose, sollten die Patienten mindestens noch zwei weitere Urologen (möglichst in anderen Städten) aufsuchen, um zu einem klaren Ergebnis zu kommen. Denn beim Prostatakrebs z.B. handelt es sich größtenteils, wie Hackethal es so schön formuliert hat, um einen *Haustier-* und nicht um einen *Raubtierkrebs*. Daher kann man nicht genug vor einer Nadel und allzu häufigen Fingereinführen ins Hinterteil warnen, um nicht durch altmodische Diagnoseverfahren, aus einem "Haustierkrebs" einen "Raubtierkrebs" werden zu lassen.

12. Bronchialsystem

Etwa 12 Millionen Bundesbürger haben mit ihren Bronchien Schwierigkeiten. Eine Zahl die sich in den letzten 25 Jahren verdoppelt hat. Die meisten von ihnen wissen noch nicht einmal von ihrem Leiden, denn es beginnt in der Regel schleichend und geht langsam in einen chronischen Zustand über. Sie führen es meistens, wenn sie beim Treppensteigen leicht außer Atem geraten, auf ihr Alter zurück ohne sich darüber Gedanken zu machen.

In einer Keilschrift im alten Nippur (Mesopotamien), vor 3.000 Jahren etwa, wird die Bronchitis bereits mit den Worten beschrieben: *"..... wenn der Kranke hustet, wenn beim Atmen Geräusche in der Luftröhre auftreten und wenn er unter Hustenanfällen leidet."*
Hippokrates (460 – 377 v. Chr.) kennt bereits eine Unterscheidung verschiedener Bronchial- und Lungenleiden und beschreibt diese schon recht genau und kennt auch bereits die Auskultation. Er schreibt: *"Wenn man sein Ohr an den Brustkorb hält und aufmerksam horcht, bemerkt man ein Geräusch wie von Essig."* Weiter berichtet er auch von einem das *"wie von einem Lederriemen stammt."*
Die Therapie der damaligen Zeit bestand aus Packungen von Leinmehl, der Gabe von Belladonna, Räucherungen, Inhalationen und dem Schröpfen. Dies ist in mehr oder weniger abgewandelter Form der Standart bis ins beginnende 19. Jahrhundert. Erst jetzt fängt man langsam an sich genauer mit den einzelnen Phänomenen der Lunge zu beschäftigen.

Wenn wir bedenken, dass die Anzahl unserer Alveolen mit den dazugehörigen Kapillaren zwischen 300 bis 450 Millionen liegt, so kommen wir auf eine Gesamtoberfläche von 80 bis 120 Quadratmeter. Bei ruhiger Atmung saugen wir mit jedem Atemzug etwa ½ Liter Luft in unsere Lungen. Dies können wir bei beschleunigter Atmung bis ca. 2 Liter steigern. In unseren Lungen bleibt immer eine gewisse Menge Restluft. Sie beträgt bei maximaler Ausatmung in Extremfällen immer noch 1 - 1½ Liter. Wir atmen also im Durchschnitt 120.000 Liter Luft in 24 Stunden ein und aus. Dies entspricht 300 ml reinem Sauerstoff pro Minute. Ferner geben unsere Lungen in der gleichen Zeit 1 bis 1½ Liter Flüssigkeit in die Umwelt ab. Weitere Beschreibungen von Bronchial- und Lungenfunktionsweisen würden den Rahmen dieses Abschnittes sprengen. Sie können in jedem Anatomielehrbuch nachgelesen werden.

Bewusst habe ich besonderen Wert auf die oben genannten Zahlen gelegt, damit wir uns einmal mit der Kapazität unserer Lungen beschäftigen. Wenn wir weiter bedenken, dass jährlich eine Million Tonnen Ruß als Staub in Europa durch die Luft fliegen, so können wir uns die rapide Zunahme der Bronchialerkrankungen leicht erklären. Der Ruß ist leider nicht mehr der, den wir aus den 50-iger und 60-iger Jahren des vorigen Jahrhunderts kennen, wo weiße Wäsche, wenn sie draußen getrocknet wurde, gräulich bis schwärzliche Spuren erhielt. Der jetzige Staub ist durch ein ausgeklügeltes System von Filtern gegangen, so dass die groben Partikel alle verschwunden sind. Übrig bleiben nur noch die mikroskopisch, ich würde sogar sagen, die elektronenmikroskopisch kleinen Teile die durch die Luft transportiert werden. Die Wäsche schwärzen sie nicht mehr, aber unsere Bronchien merken sie schon. Wir atmen auch nicht mehr ausschließlich den Schmutz aus unserer nächsten Umgebung ein. Den, den wir im Rheinland einatmen, stammt aus der Mittelmeerregion. Da wir meistens Südwestwinde haben, schlagen sich die

Skandinavier mit unserem feinfiltrierten Dreck herum. Hinzu kommen noch Abgase jeglicher Art, sei es von Autos, Großmastbetrieben und Geflügelzüchtereien mit ihren Kot- bzw. Güllerückständen und vieles andere mehr.

Diese extrem kleinen Teilchen setzen sich in den kleinsten Verästelungen unseres Bronchialsystems fest und können dort starke Reizungen auslösen. Wasserlöslich sind sie in der Regel nicht, sonst wären sie ja in den Waschlösungen der Filteranlagen verschwunden. Aus diesem Grunde können sie nicht über die Körperflüssigkeiten ausgeschieden werden. Hier ist jetzt die körpereigene Abwehr gefordert. Menschen mit stabilem und kräftigem Immunsystem stecken dies, neben anderen, durch Nahrung aufgenommenen Gifte, weg. Die mit schwächerer Körperabwehr und einer schwachen, oft angeborener Konstitutionsschwäche im Bronchialbereich tun dies nicht. Wen wundert es dann noch, dass die chronischen, asthmatischen und allergischen Bronchialerkrankungen deutlich zugenommen haben und das Altersemphysem schon bei Menschen mittleren Alters auftritt.

Um zu einer genaueren Diagnose der einzelnen Bronchial- und Lungenerkrankungen zu kommen reicht heute Auskultation und Perkussion nicht mehr aus. Es bedarf hier einer Vielzahl diagnostischer Geräte wie sie der Lungenfacharzt hat. Daher sollte der Patient, wenn er nicht bereits in Behandlung ist und über eine genaue Diagnose verfügt, zwecks exakter Diagnosestellung an ihn überwiesen werden.

Wie können wir nun, wenn die Auskultation und Perkussion nichts Rechtes ergibt, mit möglichst einfachen Mitteln feststellen, ob wir den

Patienten therapieren müssen oder nicht? Dazu fragen Sie ihn ob er eine Arie, die er gerade im Rundfunk hört, vollständig normal mitsingen kann ohne Atemnot zu bekommen. Lassen Sie ihn in der Praxis einen Luftballon aufblasen oder aus einem Meter Entfernung eine Kerze ausblasen. Schafft er beides ohne Anstrengung so liegt mit Sicherheit keine Erkrankung im Bronchialbereich vor. Hat er Schwierigkeiten mit diesen drei genannten Dingen, so sollte er zumindest, wenn sonst keine Bronchial- und Lungenerkrankungen vorliegen, vorbeugend eine Basistherapie von uns erhalten. Schafft er überhaupt von den drei vorgeschlagenen Sachen nichts und die Auskultation deutet auf ein Geschehen in diesem Bereich hin, so muss man den Patienten, zwecks genauerer Abklärung, an einen Lungefacharzt überweisen.

Auch bei diesen Patienten ist eine Basistherapie anzuraten. Jedoch sollte darauf geachtet werden, dass diese Therapie mit eventuell dringend benötigten schulmedizinisch Verordnungen kombinierbar ist.

Als Basistherapie, die mit nahezu allen Mitteln, Ausnahme sind gerinnungshemmende Substanzen, kombiniert werden kann, bieten sich rein pflanzliche Enzyme an. Sie führen in der Regel sehr rasch zum Abschwellen der Schleimhäute, lösen Immunkomplexe die durch Schadstoffe entstanden sind und transportieren diese besser ab. Der Schleim wird flüssiger und kann besser abgehustet werden. Durch eine Verbesserung der Viskosität des Blutes fördern sie die Sauerstoffversorgung und lassen lebenswichtige Nähr- und Arzneistoffe besser zu den Bronchien gelangen. Fibrinablagerungen und Mikrothromben in diesem Bereich werden bei längerer Einnahme aufgelöst.

Um die Wirkung der Enzyme, die ich mit täglich 3 x 1 Tablette Regazym plus vor dem Essen dosiere, zu verstärken kombiniere ich mit Bronchosyx comp, wobei von mir 2 mal täglich 40 Tropfen verabreicht werden. Bei Kindern muss selbstverständlich niedriger dosiert werden.

Eine zusätzliche Gabe von je 2 x 1 Tablette Soledum und Zink-D-Longoral täglich unterstützt die Arbeit der pflanzlichen Enzyme merklich. Ferner kann statt mit Zink-D-Longoral auch mit speziellen Glucanen, wie sie im Regacan enthalten sind gearbeitet werden. Hier sollten dann 3 Tabletten, entweder nach jedem Essen eine oder alle drei vor dem Schlafengehen gegeben werden. Bei Kindern muss die Dosis, je nach Alter, auf eine bis zwei Tabletten reduziert werden.

Diese Therapie hat sich in meiner Praxis bei allen chronischen und allergischen Atemwegserkrankungen sehr bewährt. Sie kann mit allen pflanzlichen und chemischen Substanzen kombiniert werden, mit Ausnahme der Erkrankungen und Medikamenten bei denen Enzyme kontraindiziert sind.

13. Herz und Kreislauf

Zu allen Zeiten hat sich der Mensch mit Herz und Kreislauf beschäftigt. Alle berühmten Ärzte des Altertums bis hin zum Mittelalter haben ausführlich, jeder auf seine Weise, hierüber berichtet. Die Zeit verging mit Vermutungen über die exakten Funktionen von Herz und Kreislauf, bis 1628 William Harvey (1578-1657), ein englischer Arzt, erstmals den großen Kreislauf in seinem Buch *„Exercitatio anatomica de motu cordis et sanguinis in animalibus,"* genauestens beschrieb. Weitere 41 Jahre mussten vergehen bis Richard Lower (1631-1694) die eigentliche Funktion des Herzens erkannte und in seinem *„Tractatus de corde"* 1669 niederschrieb.

Auch heute noch, wo die Herz- und Kreislauferkrankungen bei uns zur Volksseuche Nummer eins geworden sind und die Sterberate weit über der des Krebses liegt, streitet man sich über die Höhe zulässiger Cholesterin- und Fettwerte. Dies, obwohl wir noch nie soviel medizinisches Wissen über unser Herz- und Kreislaufsystem hatten wie heute. Nahezu alles in diesem Bereich ist erforscht, vermessen und dokumentiert. Trotzdem leiden fast 30% aller Mitteleuropäer unter Bluthochdruck. Dies ruft gleich zwei Therapien hervor. Zum einen die Senkung des Blutdrucks, zum anderen die der Fettwerte. Beides mit nicht ganz unumstrittenen chemischen Keulen. Es geschieht in der Regel ohne sich groß Gedanken zu machen, wo die eigentlich Ursachen hierfür liegen. Sie sind so vielfältig wie die Herz- und Kreislauferkrankungen selbst und liegen überwiegend im jahrelangen Fehlverhalten der Kranken. Eine zu reichhaltige und somit falsche Ernährung steht hier an erster Stelle. Bewegungsmangel und zu weniges Trinken, um das Zusammenspiel zwischen

Herz und Niere aufrechtzuerhalten, dürfte an die zweite Stelle gesetzt werden. Es ist nicht nur eine zu geringe Flüssigkeitszufuhr, sondern auch eine falsche. Sie ist viel zu zucker- und alkoholhaltig. Hieraus ergeben sich Störungen und Mangelerscheinungen im gesamten Stoffwechsel. Erbfaktoren und Infektionen werden oft in den Vordergrund geschoben. Sie spielen zwar eine gewisse Rolle, was für Chlamydien zutrifft, sind aber doch weniger am Herz- und Kreislaufgeschehen beteiligt als man durchweg annimmt. Entzündungen normaler Art, bei denen es zur Schwächung der Makrophagen und somit zur Bildung von Immunkomplexen kommt sind da schon häufiger. Eine deutliche Erhöhung des Homocysteinspiegels im Blut spielt auch eine entscheidende Rolle. Kurz gesagt es handelt sich um einen Wust von Gründen die zur Erkrankung, bzw. Schwächung dieses Systems führen.

Unsere Nahrung enthält ein Zuviel an tierischen, genauer gesagt an säugetierischen Anteilen. Sie ist weiterhin zu fett, stark gesalzen und zu scharf gewürzt. Gemüse und Salate sind zwar vertreten, aber nicht in ausreichender Menge. Frische Kräuter zum Würzen spielt gegenüber Salz und starken Gewürzen, wie Paprika, Pfeffer, Chili etc. in der normalen Kost kaum eine Rolle. Süßigkeiten sind aus dem Leben nicht mehr wegzudenken und werden reichhaltig genossen. Gleiches gilt für Geröstetes und in Hartfett Gebackenem. Der Anteil der Industrienahrung und Fertigkost steigt stetig. Genussmittel, wie Alkohol, Zigaretten, schwarzer Tee, Kaffee usw. gehören einfach zum normalen Leben dazu.

Es kommt durch üppiges Essen zum Übergewicht, was wir im Straßenbild schon bei jüngsten Menschen beobachten können. Bewegungsmangel und Stress, der oftmals hausgemacht ist und nicht von außen kommt, sind weitere Auslöser für Herz- und Kreislauferkrankungen jeglicher Art.

Getrunken werden überwiegend, neben alkoholischen Getränken, gesüßte Flüssigkeiten. Wasser oder Kräutertees sind die Ausnahme. Das Essen von frischem Obst rückt immer mehr in den Hintergrund und beschränkt sich oft nur auf Südfrüchte oder solche die viel zu früh in Treibhäusern oder in den Geschäftsräumen gereift sind.

So ist es kein Wunder wenn der gesamte Stoffwechsel gestört ist, es zu Entzündungen in den Blutbahnen kommt und eine Versorgung mit lebenswichtigen Vitaminen, Mineralien und Spurenelementen nicht mehr gewährleistet ist. Freie Radikale können jetzt im Übermaß entstehen und ihr Unwesen treiben, da ihre Gegenspieler fehlen. Das Immunsystem wird deutlich überbelastet, Makrophagen werden geschwächt und bilden sog. Immunkomplexe, die nicht mehr zerstört werden, da sie vom Abwehrsystem nicht als Fremdkörper erkannt werden. Ferner kommt es zur Erhöhung des Homocysteinspiegels im Blut und zu Fibrinablagerungen im gesamten Adernsystem. Die Bildung von Mikrothromben wird so gefördert. Sie setzen sich an den Gefäßwänden ab und stören die Strömungsverhältnisse des Blutes. Es bilden sich Wirbel, die letztendlich zur Thrombusbildung bis hin zur Verengung und zum Verschluss führen können.

Einer Verminderung der Nahrungsmenge, der Einschränkung tierischer, hier besonders säugetierischer Produkte, der Reduzierung von Süßigkeiten und Genussmitteln muss ein vermehrtes Essen von Salaten, Gemüse und Obst gegenüberstehen. Die gleichzeitige Gabe von proteolytischen Enzymen hat sich, sowohl in der Therapie als auch in der Vorsorge von Herz- und Kreislauferkrankungen seit Jahren bewährt. Sie sprengen Immunkomplexe, aktivieren die körpereigene Abwehr und lösen mit der Zeit Mikrothromben auf. Verdünnen auf natürliche Weise unser Blut und erhöhen somit seine

Fließgeschwindigkeit. Jedoch schaffen sie dies bei einer Erkrankung des Systems, nicht alleine. Wir müssen Coenzym Q10, die Vitamine E, B6, B12, ß-Carotin, Folsäure und Mineralstoffe wie Zink noch zur Hilfe nehmen. Enzyme können ja vielseitig kombiniert werden.
Nur Patienten die gerinnungshemmende Substanzen einnehmen und die an Gerinnungsstörungen leiden dürfen sie nicht verwenden.

In meiner Praxis hat sich seit Jahren Regazym plus bei diesem Krankheitsbild bewährt. Zur Vorbeugung von Herz- und Kreislauferkrankungen setze ich täglich eine Kombination von 2 x 1 Tablette vor dem Essen und 1 Tablette Selen forte Syxyl nach dem Essen ein. Ferner bitte ich meine Patienten statt Säugetierfleisch auf andere Fleischsorten umzusteigen und mindestens 2-3 mal in der Woche Seefisch zu verzehren. Dies allerdings auch nur in geringen Mengen.
Therapeutisch dosiere ich Regazym mit 2 - 3 x 2 Tabletten täglich vor dem Essen, kombiniere es mit 1 Tablette Selen forte Syxyl täglich mit je 2 x 1 Tablette Folisyx Folsäuretabletten und 10 mg Q10 nach dem Essen. Zusätzlich kommen noch je nach Bedarf und Ausprägung des Krankheitsbildes die Vitamin B-Kombination von Taxofit und Zink-D-Longoral mit je 3 x 1 Tablette während des Essens zum Einsatz.

Hält sich der Patient an diese Therapie, einschließlich der angegebenen Ernährungsumstellung, beginnt sich auch wieder mehr zu bewegen und eventuell Sport zu betreiben, so hat er große Chancen Herz und Kreislauf wieder mit einem normalen Blutdruck zu stabilisieren.

14. Kreislaufbedingte Hauterkrankungen

Die uns wohl bekannteste und einfachste kreislaufbedingte Hauterkrankung ist das *Erythem*. Es ist eine flächenhaft ausgedehnte Rötung der Haut, hervorgerufen durch einen Reiz. Dieser bewirkt eine Erweiterung der arteriellen Blutgefäße und somit eine vermehrte Blutfülle in der Haut. Als Beispiel sei die Hautröte genannt, deren auslösender Reiz im neurovegetativen Bereich zu suchen ist. Diese Art nennt man die aktiven Erytheme. Im Gegensatz hierzu entstehen die passiven Erytheme durch Blutstauungen in den kleinen Venen. Es kommt zu deren Erweiterung und einer Verlangsamung der Blutzirkulation. Daher sind diese Stauungserytheme auch dunkelviolett gefärbt.

Auf weitere Erytheme sei an dieser Stelle hingewiesen. Hier ist die im Volksmund bekannte Knotenrose, das *Erythema Nodosum*. Es besteht aus schmerzhaft runden Knoten, meist am Unterschenkel und im Gesäßbereich. Sehr selten tritt es an den Unterarmen auf. Die Haut ist gespannt und rötlichblau verfärbt. Die Knoten treten gehäuft im Frühjahr und Herbst auf, brechen aber nicht nach außen durch. Früher brachte man dies mit der Tuberkulose in Verbindung, was aber, wie wir heute wissen, ein Trugschluss war. Wohl aber können verschiedene Medikamente zum Auslöser werden. Hier stehen Sulfonamide und die Pille an erster Stelle. Deshalb sind auch Frauen häufiger betroffen als Männer. Ein sehr häufiges, aber harmloses Erythem ist das *Intertriginöse*. Wir nennen es auch schlicht und einfach Wolf. Bei ihm liegt eine Rötung und Schwellung an den Berührungsflächen zweier Hautstellen vor. Durch Schweiß und ständigen Reiz, wie durch langes Laufen oder Radfahren, entsteht dieses Erythem. Es befindet sich an der Innenseite der Oberschenkel. Besonders disponiert sind fettleibige Personen und

Diabetiker. Oft liegt eine Superinfektion durch Pilze vor, da sich ja alles im feuchtwarmen abspielt. Kommt es zur Mazeration, kann es leicht in ein infektiöses Ekzem übergehen.

Ein weiteres, dem man heute wieder häufiger begegnet, ist das *Erythema Pernio*, volkstümlich Frostbeule genannt. Die heutige Mode, auch im Winter möglichst wenig anzuziehen, begünstig sein Erscheinen. Gleichzeitig allerdings muss neben dem Zusammenwirken von Luftfeuchte und Kälte auch eine schlechte Durchblutung bestehen. Meist sehen wir nicht die echten Frostbeulen, sondern eine harmlosere Abart. Es liegt eine dunklere Hautverfärbung vor, die bei schneller Erwärmung starken Juckreiz auslöst.

Bei allen Erythemen haben sich pflanzliche Enzyme als Basistherapie gut bewährt. In der Regel reichen zwei Tabletten Regazym plus auf Dauer täglich aus. Gleichzeitig müssen die auslösenden Reize beseitigt oder therapiert werden. Leichte Herzmittel, wie Cardin von Klosterfrau und Johanniskrautpräperate sind angezeigt. Von außen rate ich nur zu einer leichten Fettcreme wie z.B. Nivea Soft.

Bevor wir zu den am häufigsten in der Praxis vorkommenden phlebologischen Erkrankungen übergehen seien noch zwei Krankheitsbilder geschildert, die im eigentlichen Sinne nicht so recht in diesen Abschnitt passen, jedoch Erwähnung finden sollten.

Das *Rynaudsche Gangrän*, es befällt in der leichten Form oft Mädchen und Frauen, kommt aber gar nicht so selten bei Männern vor. Der Volksmund spricht von Leichenfingerkrankheit. Dies sagt viel mehr über das Krankheitsbild aus als viele schmückende Worte. Der Patient klagt über kalte, schmerzende Hände und/oder Füße. Die Stellen sind leichenblass, können anschwellen, nehmen dann eine blaurote Verfärbung an und können bei Nichtbehandlung über eine blauschwarze Färbung zum eigentlichen Gangrän führen. Neben der mangelnden Durchblutung spielen vermutlich die Schilddrüse und die Nerven eine wichtige Rolle mit. Auch hier haben sich pflanzliche Enzyme kombiniert mit Nervenmittel wie Phosetamin gut bewährt. Man kann es nicht wegtherapieren, aber wenn wir es in der leichten Form erhalten können, ist schon viel gewonnen.

Die *Sklerodermie*, sie beginnt meist mit den ersten Erscheinungen des Raynaudschen Gangräns. Nur kommt hier eine gewisse Unruhe, Appetit- und Schlaflosigkeit mit schwachem Fieber hinzu. Es tritt sehr rasch eine Verhärtung der Haut und damit verbunden eine Verletzlichkeit ein. Bei einer Verhärtung der Gesichtshaut kommt es zu einer maskenhaften Starre. Recht schnell breitet sich diese Starre auf die inneren Organe aus. Dann folgen Schluckbeschwerden durch eine Atrophie der Mundschleimhaut. Die Nase wird schmal, die Gesichtshaut glänzend, maskenhaft und starr. Tritt diese Bild auf, so handelt es sich um die progressive Art der Sklerodermie, die sehr rasch zum Tode führt. Anders hingegen sieht es bei der umschriebenen Sklerodermie aus. Sie beginnt mit einem rosaroten Flecken der immer größer wird und den Nervenbahnen zu folgen scheint. Schnell wird dieser Fleck in eine harte Hautspalte umgewandelt und zeigt eine bräunlichgraue Farbe. Der Rand hingegen bleibt rötlich. Vermehrt tritt diese Erscheinung auf dem Rücken auf und befällt auch gleichzeitig die Wirbelsäule. Die inneren Organe sind aber kaum angegriffen. Der Patient ist noch in der Lage ist zu greifen, da Hände und Füße nicht befallen werden. Dies zum Gegensatz bei der progressiven Form, wo es zur Krallenhand kommt. Bei der harmloseren Form handelt es sich um eine Atrophie der Haut und des beteiligten Fettgewebes. Hier ist die Behandlung schwirig, wenn nicht gar unmöglich. Erwischen wir einen Patienten im Anfangsstadium, was leider sehr selten ist, so sind uns Enzyme ganz hilfreich. In der Regel sollte man hier schon 3 x 2 Regazym plus täglich geben.

Kommen wir nun zur den Erkrankungen der täglichen Praxis, den *kranken Venen*. Hier spielen die Konstitution des Patienten, mangelnde Bewegung, langes Stehen, gesteigerte Gerinnungsfähigkeit des Blutes, eine verlangsamte Blutströmung mit insuffizierten Venenklappen eine große Rolle. Meist ist dieses Krankheitsbild erblich. Es bildet sich ein Blutstau, genauer gesagt es versackt das Blut in den Venen. Die Folge ist ihre Ausdehnung und es kommt so zu einer starken Belastung der bereits geschwächten Haut. Mikrothromben entstehen die sich zu größeren Einheiten verbinden können und eventuell von der Gefäßwand abreißen und eine gefährliche Wanderung durch den Körper machen können.
Klagt nun der Patient über häufige nächtliche Wadenkrämpfe, hat er abends besonders stark geschwollene Knöchel, sieht man schon erste bläuliche Verfärbungen der Beinhaut, ferner leichte ins gelbliche tendierende Pigmentverschiebungen, so sollte immer an eine Thrombose gedacht werden. Gleiches gilt für ein Klagen über schwere Beine und ziehende Schmerzen in den Füßen. Kommt noch eine starke Druckempfindlichkeit hinzu, so haben wir es mit einer akuten *Thrombophlebitis* zu tun. Wird dies mit Hitzegefühl, leichten Fieberschüben und vorausgegangenen Herzaktionen untermauert, folgt ein starkes Anschwellen der Beine, so handelt es sich um eine akute Venenthrombose. Hier sollte nur mit kalten Wasserumschlägen gekühlt und der Kranke schnellstens in die Klinik gebracht werden.
Kommen wir zu den eigentlichen Hautveränderungen dieses Komplexes. Hier seien zunächst einmal die Varizen und Krampfadern genannt. Dies sind lokalisierte oder auch diffuse

Erweiterungen der Venen. Meistens erscheinen sie als geschlängelte Linie oder knotenartige Vorwölbungen. Diese Krampfadern führen zu einer Strömungsverlangsamung und sind meist die Vorboten einer Thrombophlebitis oder eines Ulcus cruris. Sie sind auf jeden Fall behandlungsbedürftig. Das Tragen von Bandagen oder gar Gummistrümpfen ist nur bei starker Ausprägung von Nöten. Es genügt in den meisten Fällen das Einreiben mit Venenmitteln. Ich verwende diese neben der oralen Enzymtherapie. Jedoch sollte dem Patienten unbedingt nahe gelegt werden Stützstümpfe, wie sie in jedem Kaufhaus zu haben sind, zu tragen. Sie sind modischer und besser zu handhaben als Gummistrümpfe. Sie halten aber trotzdem das Gewebe recht gut zusammen und üben einen gewissen Druck aus, um den Rücktransport der Blutes zu unterstützen. In den meisten Fällen reicht dies völlig aus.

Intern ist die Verabreichung von Regazym sehr hilfreich. Es verdünnt das Blut und vermeidet Thrombenbildung. Je nach Beschwerdegrad verordne ich 3 x 1 - 2 Tabletten täglich unmittelbar vor dem Essen.

Viel Bewegung ist besser als Ruhe. Aufs Rauchen und ein Zuviel an Alkohol zu verzichten ist wohl selbstverständlich. Beim Ruhen sind die Beine stets hochlegen. Mäßiges und sinnvolles Essen ist angezeigt. Massagen der Beine müssen unbedingt vermieden werden. Kaltes Wasser ist besser als warmes. Wattwandern und Wassertreten, Radfahren und Barfuss laufen durch Sand oder auf weichen Boden sind der Beindurchblutung sehr förderlich.

Nun noch zu einer Abart der Krampfadern, den *Besenreiservarizen*. Dies sind kleine subkutane Krampfäderchen, die neben dem kosmetischen Problem auch lästige Schmerzen verursachen können. Sie scheinen hormonell bedingt zu sein und befinden sich meist an den Oberschenkeln der Frauen. Eine ähnliche Form im

Thoraxbereich und im Gesicht kennen wir beim Auftreten von Leberschädigungen. An den Oberschenkeln sind sie Frühwarnzeichen einer beginnenden chronischen Veneninsuffizienz.

Wohl das Bedeutenste und in unseren Praxen immer wieder auftretende Krankheitsbild diese Komplexes ist das Ulcus cruris, einfach gesagt das variköse Beingeschwür oder, wie es im Volksmund heißt, das offene Bein. Schlechte Versorgung mit Blut, mangelnder Abtransport von Lymphe und venösem Blut, oft sehr lang bestehende ödematöse Schwellungen haben die Haut so geschwächt, dass es bei der kleinsten Verletzung oder Stoß zum Aufbruch der Haut kommt. Bakterielle Infektionen können sich leicht aufsetzen. Für die Behandlung gilt praktisch das gleiche wie bei dem Krampfadern. Nur hier sollte die Höchstdosierung, also 3 x 2 Tabletten Regazym plus genommen werden. Lokal verwende ich schon seit ewigen Zeiten mit bestem Erfolg Ortitruw Salbe. Steriles Abdecken der Wunde und Wickeln sind in jedem Fall angezeigt.

Zum Schluss sei auf zwei Krankheitsbilder eingegangen, die im Grunde ein und dasselbe sind und auch im eigentlichen Sinne nicht in dieses Gebiet gehören. Da wir sie aber in der letzten Zeit immer häufiger sehen sollten sie hier erwähnt werden. Die *Akne rosacea*, umgangssprachlich Kupferfinne und die *Rosacea Hypertrophica*, auch *Rhinophym*, volksmundlich Knollen- oder Säufernase, genannt.
Nach meiner Überzeugung haben wir es hier zum Einen mit einer mangelnden Hautdurchblutung, zum Anderen mit einer Störung des Leber-, Galle-, Bauchspeicheldrüsenbereichs und der Milz zu tun. Es sind Menschen, sofern keine andere Erkrankung vorliegt, die das Leben in vollen Zügen, zumindest was Essen und Trinken betrifft, genießen, bzw. genossen haben. Erwischen wir beide

Krankheitsbilder im Anfangsstadium, so können wir mit pflanzlichen Enzymen noch einiges verhindern. Allerdings sollten wir in der Therapie die Folsäure nicht vergessen. Ich empfehle hier Folisyx Folsäuretabletten, in der Regel 1 –2 täglich. Auch Drüfusan N als Stoffwechselmittel ist neben Regazym und Folisyx gut einsetzbar. Haben wir bereits ausgeprägte Hypertrophien, so werden sich diese unter der Therapie selbstverständlich nicht mehr zurückbilden. Es ist daher wichtig beim älteren Menschen, wenn er schlecht heilende, kleine Knötchen im Gesicht oder eine stark gerötete, manchmal auch schon leicht angeschwollene Nase hat, immer an diese beiden Krankheitsbilder zu denken. Vergessen dürfen wir bei diesen Menschen nie sie zu einer gesündere Lebensweise anzuhalten. Sie sollten den Genüssen beim Essen und Trinken, sowie dem Rauchen und dem Kaffee, ade sagen.

15. Leber, Galle, Bauchspeicheldrüse

Jedes dieser Organe für sich betrachtet hat seine Aufgabe und somit seine lebenswichtige Bedeutung. Wir, als Ganzheitstherapeuten sollten sie immer als eine Einheit betrachten. Im Grunde genommen gehört der Zwölffingerdarm und die Pfordader auch zum Gesamtbild. Ja sogar den Magen würde ich aus dieser Betrachtung nicht einmal ausschließen. Denn wie oft erleben wir es in unseren Praxen, dass eine von einigen Medizinern diagnostizierte und ohne Erfolg therapierte „Gastritis" im Grunde eine Störung im Bereich der Leber, Galle und Pankreas ist und leicht mit den noch zu nennenden Mitteln zu beheben ist.

Auf die Funktionen der einzelnen Organe gehe ich nicht ein, dies ist uns allen bekannt und geläufig.
Während die Leber unser größtes Stoffwechsel- und Speicherorgan ist, so ist die Bauchspeicheldrüse, das wissen die Wenigsten, unser größtes Enzymorgan. Sie bildet eine Vielzahl von Enzymen auf die ich hier nicht näher eingehen will und die für den Interessierten in jedem guten Lehrbuch beschrieben sind. Alle ihre Enzyme haben den Nachteil sehr säureempfindlich zu sein. Wenn also der pH-Wert im Darm unter sieben sinkt, werden sie abgebaut und verlieren somit ihre Aktivität. Sie lieben ein pH- Milieu von sieben bis acht und entwickeln hier ihre größte Aktivität.

Durch unsere heutige, denaturierte Nahrung die überwiegend gekocht und so zubereitet ist, dass kaum noch gekaut werden muss, verschiebt sich der pH-Wert immer mehr in den sauren Bereich. Außerdem fehlen in unseren heutigen Nahrungsmitteln, oder sind in zu geringen Mengen, die Elemente Selen und vor allen Dingen Zink enthalten. Zink aber wiederum ist ein wichtiger Baustein nahezu aller lebenswichtigen Enzyme, die größtenteils in der Bauchspeicheldrüse gebildet werden. So lässt also, je älter und „saurer" wir auch werden die Aktivität dieser Enzyme im Dünndarm nach. Die Nahrung wird nicht mehr richtig aufgeschlossen. Fäulnisbildung und Gärung sind die Folge und Fremdkeime, wie z.B. Candida und Coli können aktiv werden.

Die Gase wandern, sofern sie nicht den Weg nach außen finden, über die Pfordader zur Leber. Nebenbei belasten sie unser darmlymphatisches System, wobei die eigentliche Bekämpfung der Fremdkeime eingeschränkt wird. Ja diese können sich sogar in den geschwächten Makrophagen einnisten und so überleben. Die Leber als Entgiftungsorgan bekommt eine Menge zusätzlicher Arbeit. Ferner, dies vergessen wir bei unserer täglichen Arbeit, ist die Leber ein wichtiges Organ für den Säure-Basen-Haushalt in unserem Körper.

Übersäuert unser Körper durch falsche Ernährung, ein Zuviel an Genussgiften und Mangel an Bewegung, so kann das wichtige Ausscheidungsprodukt des Leberstoffwechsels, die Gallenflüssigkeit, nicht mehr den von ihr geforderten alkalischen pH-Wert haben. Die Folge für unseren Darm ist eine zum sauren verschobener pH-Wert und damit eine Verminderung der Enzymkapazität, da diese ihr Optimum bei einem pH-Wert von 7,5 bis 8 haben. Die Folge für unsere Gallenblase, die ja einen gewissen Vorrat an eingedickter Gallenflüssigkeit für „Notfälle" bereit hält, ist ein langsames Auskristalisieren von Stoffen, die beim niedrigeren pH-Wert nicht mehr gut löslich sind. Diese Endprodukte nennen wir dann Gallensteine. Wenn sich hierdurch die Gallenblase entzündet, können diese dem Patienten ganz schön zusetzen.

Alle Schmerzen im Oberbauchbereich sind unangenehm und sollten daher auch nicht einseitig therapiert werden. Wir müssen immer, wenn Beschwerden vom Oberbauch ausgehen, seien sie nun rechts oder links, mit Ausstrahlung in den Rücken oder Unterbauch, von einer Störung im gesamten Bereich Leber, Galle, Pankreas und Duodenum ausgehen. Nicht jede Fettunverträglichkeit hat ihre Ursache alleine im Bereich der Gallenblase, sondern alle anderen Organe im Oberbauch können daran beteiligt sein.

Bevor wir auf die Therapie eingehen muss unbedingt gesagt werden, dass alle akuten Erkrankungen im Bauchbereich, die mit heftigen Schmerzattacken, Vernichtungsgefühl, Spannungen und Berührungsempfindlichkeit einhergehen unbedingt eine sofortige Klinikeinweisung zu veranlassen ist.

Dies kommt in unseren Praxen allerdings seltener vor. Unsere tägliche Arbeit sind die chronischen, immer wiederkehrenden diffusen Schmerzen, die meist mit Gallemitteln in allen Variationen und Antibiotika jeglicher Art behandelt wurden. Alle Magenmittel von der Helicobaktertherapie bis hin zu Säureblockern sind in der Regel schon, ohne großen Erfolg, verabreicht worden.

Meine Therapie bei diesen Fällen beginne ich mit Basosyx, einem natriumfreien, kaliumhaltigen Säurebinder. Die Dosierung richtet sich je nach Beschwerdegrad zwischen 1 bis 2 Tabletten nach jedem Essen. Hierdurch erreiche wir zunächst einmal eine pH-Umstimmung, die besonders im Bereich der Leber und Bauchspeicheldrüse wichtig ist. Gleichzeitig lasse ich vor jeder Mahlzeit pflanzliche Enzyme einnehmen. Sie haben den Vorteil, dass bereits im sauren Bereich ihr Wirkungsoptimum erreicht wird und dies auch so im basischen Bereich bleibt. Ich gebe sie um Leber, Pankreas und Darm zu entlasten.

Als Therapie genügt auf Dauer eine Tablette Regazym plus kurz vor oder, je nach Verträglichkeit, mit dem ersten Bissen einer jeden Mahlzeit. Sie nach dem Essen einzunehmen ist nicht sonderlich vorteilhaft, denn sie sollen helfen die Nahrung mit zu verdauen.

Hat der Patient einmal Appetit auf etwas Fetthaltigeres, so sollten wir seinen Heißhunger nicht unterdrücken. Wir geben ihm einfach statt einer Regazymtablette zwei mitten im Essen. Dies mache ich selber auch, wenn es einmal Gänse- oder Entenbraten gibt. Kombinieren können wir die Enzyme mit allen anderen Medikamenten die auf diesem Gebiet erforderlich sind, nur nicht mit gerinnungshemmenden Substanzen.

Wir dürfen auch nicht vergessen, dass uns jegliche Gärung im Bauchraum, die verbunden ist mit starken Blähungen eine Schwächung im Leber, Galle und Bauchspeicheldrüsenbereich anzeigt die bereits behandlungsbedürftig ist.

Durch Genussgifte, hier besonders Alkohol, wird eine Aufnahme von Vitamin A und Zink stark behindert. Daher ist es ratsam alle 24 Stunden eine Tablette Selen forte Syxyl neben 3 x 1 Zink-D-Longoral zu verabreichen.

Zum Schluss noch ein Wort zur Ernährung. Für Patienten mit Leber- und Gallestörungen gibt es massenhaft Verhaltensmaßnahmen was Essen und Trinken betrifft. Ich halten von allen diesen Sachen nicht viel, da sich der Patient meisten nur daran hält wenn es ihm wieder einmal schlecht geht. Geht es ihm besser hört es sofort damit auf, was ich auch verstehen kann. Denn bis zum Lebensende mehr oder weniger Diäten zu essen ist für Menschen, die ja gerade diesen Dingen ausgiebig zugesprochen haben, eine Zumutung. Wichtig jedoch ist, dass der Patient sehr vorsichtig ist mit Genussgiften. Hier sind besonders Alkohol, Nikotin und Kaffee die Hauptvertreter. Zuckerhaltige Nahrungsmittel sollten gemieden werden und der Fettkonsum ist einzuschränken. Hier ist besonders darauf zu achten, dass keine Hartfette im Haushalt mehr verwendet werden. Rapsöl zum Braten und Olivenöl für Salate wären ein Optimum. Butter kann man verwenden. Sie sollte aber nicht erhitzt und nur als Brotaufstrich, möglichst dünn, angewandt werden. Fleisch nach Möglichkeit nicht roh oder kurz angebraten essen. Es sollte ferner mager sein. Körner müssen gut gekaut und eingeschleimt werden. Ist dies nicht möglich muss auf sie verzichtet werden. Es gibt auch Vollkornprodukte die gut aus gemahlen sind.

Wenn trotzdem einmal „gesündigt" wird, was bei Einladungen und in Gesellschaft vorkommt, so sollte, wie oben beschrieben, die Einnahme der Enzyme mitten im Essen erfolgen.

16. Darmerkrankungen

Die Krankheitsbilder sind hier so vielschichtig, dass am Beispiel der Zöliakie über die Behandlung von Magen- und Darmerkrankungen, mit systemisch wirkendem, rein pflanzlichem Enzymen berichtet wird.

In den letzten Jahren häufen sich die Unverträglichkeiten von Nahrungsmitteln, wobei besonders der Darm allergisch reagiert. Eine der bekanntesten Störungen im Verdauungstrakt ist die Zöliakie. So nimmt die Anzahl der Patienten auch in unseren Praxen deutlich zu.

Die einheimische Sprue, wie man die Zöliakie auch nennt, wurde erstmals um 1900 beschrieben. Bis dahin verwechselte man die Dünndarmerkrankungen, wie die Enteritis, mit der Kolitis. Sogar die Enterokolitis wurde als völlig harmlos abgetan. Es galt bis dato nur eine behandlungsbedürftige Erkrankung und dies war die Diarrhoe.
Obwohl man bereits in den 20iger Jahren des vorigen Jahrhunderts die einzelnen Dünndarmerkrankungen unter anderem auch die Zöliakie sehr genau beschrieben hatte, ist es erst nach dem zweiten Weltkrieg gelungen den Nachweis der Glutenunverträglichkeit zu führen.

Neben Zöliakie existieren auch die Bezeichnungen nichttropische Sprue, einheimische Sprue und der Begriff Glutenenteropathie. Letzteres sagt uns schon alles über diese Erkrankung. Es ist dies eine Unverträglichkeit von Gluten. Verantwortlich hierfür ist eine spezielle Fraktion des Glutens, nämlich das Gliadin.
Gluten ist das sog. Klebeeiweiß, also ein Getreideprotein das besonders die Backfähigkeit des Mehles fördert. Überwiegend

kommt es im Weizen und Roggen, in geringen Mengen auch in der Gerste vor. Reis und Hafer enthalten es nicht, daher sind deren Mehle zum Backen schlecht geeignet.

Die Prolamine, wie man die Gliadin- (Weizen, Roggen), Hordein- (Gerste) und Zeinfraktionen (Mais) des Glutens auch nennt, haben für unsere Ernährung keine besondere Bedeutung, da sie arm an essentiellen Aminosäuren sind. Auf sie kann im Bedarfsfall ohne weiteres verzichtet werden. Da Gluten ein gutes Bindemittel ist, wird es gerne von der Nahrungsmittelindustrie bei Fertigsuppen, Soßen, Eiscreme und vielen anderen Produkten eingesetzt.

Das als Antigen wirkende Gluten bindet Antikörper und bildet mit ihnen in der Darmkrause einen Autoimmunkomplex. Dieser fördert die Aktivität einiger Lymphozytenarten und hat so eine schädigende Wirkung auf die Mukosa. Das Ganze bewirkt einen langsamen Abbau der Darmzotten. Als Folge kommt es zum sog. Malabsorptionssyndrom. Begleitet ist dies mit Gewichtsabnahme, massenhaften, voluminösen Stühlen, Muskelschwäche, Haut- und Schleimhautveränderungen und einer Anämie.

So beobachtet man bei einer ausgeprägten Zöliakie massige, fettige, gärende Stühle, einen massiv geblähten Bauch, in dem deutlich schwappend die Darmflüssigkeit zu hören ist.
Da durch eine Atrophie der Darmzotten natürlich die Resorption wichtiger Substanzen aus der Nahrung vermindert ist, kommt es zu Stoffwechselstörungen, Vitamin- und Mineralstoffmangel. Dies zeigt sich deutlich im Auftreten von Anämien, Rhagaden, trockener Haut und einer Flatulenz, sowie zu vermehrter Anfälligkeit für Knochenbrüche. Ferner besteht bei der Zöliakie eine deutlich größere Bereitschaft zu Lymphomen und Karzinomen.

Da die Zöliakie in unterschiedlichsten Variationen auftritt, ist eine genaue klinische Diagnose in den einzelnen Stadien kaum möglich. Sie zeigt ferner eine Vielfalt von Symptomen bei der es für uns schwer zu entscheiden ist, welches Krankheitsbild nun tatsächlich vorliegt.
Die Krankheit ist in Europa häufiger vertreten als man glaubt. Auf einen exakt diagnostisch gesicherten Fall kommen fünf bis sechs nicht aufgeklärte Fälle.

Wir wollen nicht bei der leichtesten Nahrungsmittelunverträglichkeit gleich dem Patienten endoskopische Untersuchungen mit Gewebeentnahme etc. zumuten. Erst wenn sich durch eine Stuhluntersuchung unserer Verdacht auf Zöliakie bestätigt, muss unbedingt ein klinisches Diagnoseverfahren erfolgen.
Als Verlaufskontrolle einer Therapie ist die Stuhluntersuchung wohl für den Patienten die angenehmere Diagnostik. Diese Art der Analyse beschreibt R. Hauss in seinem Artikel Diagnostik und Therapie der Zöliakie wie folgt:
„Im Darm und damit im Stuhl wird vorwiegend IgA in Form von sekretorischen IgA (sIgA) von der Darmmukosa abgegeben. Es wurde ein Assay entwickelt (Dietrich et al. 1997), der die Gluten sIgA Antikörper spezifisch erkennt. Das sekretorische IgA im Stuhl ist stabil, dadurch ist die Methode besonders gut für Screening und Therapieverlaufskontrolle geeignet.
Durch die Bestimmung der Anti-Gliadin-sIgA Antikörper wird der Patient nicht weiter belastet, da eine anschließende Biopsie „Gold Standard" des Dünndarms bei der Verlaufskontrolle und dem Sreening nicht zwingend notwendig ist.
Das Antigen Gliadin ist auf einer Mikrotiterplatte fixiert. Die in der Probe vorhandene Anti-Gliadin-Antikörper binden in einem

Inkubationsschritt an das Antigen. Nach einem Waschschritt wird der gebundene Antikörper durch einen anti sIgA POX-markiertem Antikörper quantitativ nachgewiesen. Die gebundene Peroxidasemenge ist direkt proportional dem Anti-Gliadin sIgA. Als Substrat wird TMB eingesetzt. Die entstandene chromogene Verbindung kann photometrisch bei 450 nm gemessen werden."

Diese Untersuchung, mit der Bezeichnung Zöliakiedignostik, wird vom Labor Dres. Hauss, Kielerstraße 71 in 24340 Eckernförde durchgeführt.

Alle Menschen mit Nahrungsmittelallergien, wie auch die Zöliakiepatienten, haben durch lange und häufige Behandlung mit Antibiotika und Kortikoiden eine gestörte Darmflora, bzw. ein defektes oder geschwächtes Immunsystem, speziell das des Darmes. Wen wundert es da, wenn pathogene Pilze, insbesondere Candida albicans, fröhliche Urständ feiern. In der Regel setzt man Antimykotika, wie Nystatin, Pimaricin etc. ein, gibt dem Patienten gute Verhaltensweisen über die Ernährung bei Darmpilzerkrankungen und wundert sich, dass die Hefen nicht klein zu kriegen sind und immer wieder Rezidive bilden.

Zu diesem Thema erreichen uns neuere Erkenntnisse aus dem Labor Dres. Hauss. So schreibt Dr. R. Hauss in einer Informationsschrift mit dem Titel „Das Escapeverhalten virulenter Hefen in Diagnostik und Therapie" unter dem Abschnitt: „Neue Forschungsergebnisse" weisen auf einen weiteren Rezidivgrund hin:

„Virulente Hefen jedoch werden durch geschwächte Monozyten nicht getötet, sondern sind in der Lage, sich in diesen Makrophagen zu verstecken und später diese abzutöten. Auf diese Weise können sich die Hefen dem Einfluss des Antimykotikums entziehen und *gleichzeitig durch die Verringerung der Makrophagenzahl das darmassotiierte Immunsystem ganz wesentlich schwächen. Die Hefen sind erneut nachweisbar und die pathologische Besiedlung beginnt aufs Neue."*

Um den Verlauf einer erfolgreichen Pilztherapie besser verfolgen zu können, empfiehlt Hauss die Bestimmung des Alpha-1-Antitrypsin im Stuhl. Diese Methode, die zu den Entzündungsmarkern gehört, wird im Eckernförder Labor angeboten.

Wie bei vielen Magen- und Darmerkrankungen, so auch bei den Nahrungsmittelunverträglichkeiten und besonders bei der Zöliakie, werden in meiner Praxis proteolytische Enzyme rein pflanzlicher Herkunft eingesetzt. Voraussetzung ist, dass der Patient keine Ananasallergie hat, ihm keine gerinnungshemmenden Substanzen, wie Marcumar, verordnet werden und er nicht an Gerinnungsstörung durch fortgeschrittene Leber- oder Nierenerkrankungen leidet.

Ich setze Regazym ein, da in diesem Präparat der asiatische Reispilz (Aspergillus oryzae), neben Ananas, Papaja, Kiwi und Feigen den Hauptwirkstoff liefert.
Die den Stoffwechsel regulierende, das Immunsystem stärkende und die Entzündung hemmende Wirkung der in diesem Präparat enthaltenen Enzyme wird optimiert durch die Zugabe von Co-Enzymen. Durch eine Abrundung mit den im Basosyx enthaltenen Säurebindern erhalten wir ein Wirkungsoptimum für Enzyme. So liegt die Enzymaktivität von Regazym plus bei ca. 2.100 F.I.P.-Einheiten, ist also recht hoch. Man kommt mit einer deutlich geringeren Dosis als bei tierischen Enzymen aus. Es ist somit eine relativ preiswerte Therapie. Was jedoch bei Darmerkrankungen sehr wichtig ist,

Regazym plus ist frei von Gluten, Gelatine, Hefe, Milchzucker und Konservierungsstoffen.

Bei allen Darmallergien, so auch bei der Zöliakie, empfehle ich mitten im Essens eine Tablette zu schlucken, man achte aber darauf, dass die Tagesdosis maximal zwei Tabl. nicht übersteigt, da sonst der Stoffwechsel zu sehr angeregt wird und es zu vermehrtem, dünneren Stuhlgang kommen kann, was ja hier zu vermeiden ist.

Morgens und abends nach dem Essen ist eine Folisyx Folsäuretablette angezeigt und gerade bei der Zöliakie wichtig. Mittags, möglichst nur alle zwei Tage, kann zusätzlich eine Eisentablette, wie Eryfer 100, nach dem Essen gegeben werden.

Bei der Ernährung sollte auf gluten- und relativ fettfreie Kost geachtet werden. Nach circa sechs Monaten Therapie kann versuchsweise mit einem normalen, leicht verdaulichem und fettarmen Essen begonnen werden. Doch muss bei der Zöliakie weiterhin auf glutenfreie Nahrung geachtet werden

Wir haben hier ein rein pflanzliches, proteolytisch wirkendes Enzym an der Hand, das in Verbindung mit seinen stoffwechselfördernden Inkredientien, bei Magen- und Darmerkrankungen, wie Zöliakie, Morbus Crohn etc., den geplagten Patienten nach meiner Erfahrung eine Besserung ihres Leidens gibt und somit ihr Leben wieder positiv wird. In der letzten Zeit kombiniere ich diese Therapie mit 1 – 2 Tabletten Regacan, einem immunmodulierendem Glucan, täglich je nach Bedarf und Verträglichkeit nach den Hauptmahlzeiten.

Wenn wir mit der o.g. Therapie bei diesen Patienten verhindern können, dass die ganze Sache im späteren Stadium einmal bösartig entartet, so können wir uns sehr glücklich schätzen, denn eine gänzliche Heilung ist bis zum heutigen Tage praktisch noch nicht möglich und wird es, nach meiner Meinung, auch sobald nicht sein.

17. Ballaststoffe

Die unentbehrlichen Helfer unseres Darmes

Bei allen Erkrankungen die den menschlichen Verdauungstrakt und hier besonders den Darm betreffen, sollte immer an die Ballaststoffe und deren richtige Anwendung gedacht werden.

Das Wort Ballaststoffe stammt ursprünglich aus der Tierernährung. Es war eine Zeit, so im ersten Drittel des vorigen Jahrhunderts, wo diese Teile als entbehrlich, also als „belastender Stoff" angesehen wurde. Um 1880 lag der täglich zu sich genommene Anteil von Ballaststoffen in der Nahrung bei ca. 65 g und ist bis heute auf ca. 19 g gesunken. Dies ist weniger als die Hälfte des Mindestbedarfs, den wir in der heutigen Zeit brauchen würden.

Was sind nun Ballaststoffe? Es sind für uns Menschen nicht verdauliche Nahrungsmittelbestandteile, die im Gemüse, Getreide und Obst, also in pflanzlichen Lebensmitteln vorhanden sind. Sie bestehen in der Regel aus Zellulose, Hemizellulose, Pektin und Lignin.
Zellulose, Hemizellulose und Lignin sind hochmolekulare Kohlehydratverbindungen, die der Pflanze zum Gerüst- und Stützaufbau dienen. Pektin ist ein Polysacharid das hauptsächlich in fleischigen Früchten, wie Apfel, Birne, Zitrusfrüchten etc. vorkommt und der Pflanze als Klebemittel dient.
Während Zellulose, Lignin und Pektin von den Pflanzenfressern, da sie die entsprechenden Spaltenzyme besitzen, verdaut werden, kann die Hemizellulose weder von Mensch noch vom Tier verarbeitet werden.

Fleisch und dessen Produkte, Auszugsmehle, Zucker und viele Fertignahrungsmittel sind ballaststoffarm. In der letzen Zeit entdeckt die Nahrungsmittelindustrie allerdings wieder die Pektine und setzt sie als Gelier- und Dickungsmittel ein. Kalorienverminderten Nahrungsmitteln setzt man Zellulose zu und nutzt so ihr Quellvermögen aus, um dem Magen ein Sättigungsgefühl zu geben und dadurch auf diesem Wege eine Reduktion des Körpergewichtes zu erreichen.

Gerade das große Quellvermögen der Zellulose und die Gelierfähigkeit des Pektins sind es, die durch ihr Volumen und dem Wassergehalt eine vermehrte Reizung auf die Darmwand auslösen und somit die Darmperistaltik aktivieren. Durch diesen Vorgang wird die Darmpassage verkürzt. Weiterhin binden Ballaststoffe Darmgase und Giftstoffe, seien sie nun vom Verdauungsvorgang selbst oder von außen zugeführt. Durch die kürzere Verweildauer des Kotes im Darm ist auch ihre Resorption stark vermindert.

Ballaststoffe sind für unsere Darmflora von äußerster Wichtigkeit, denn außer den Ligninen, benötigen sie diese als ihre Nährstoffquelle. Die natürlichen Darmbakterien bauen Ballaststoffe ab, Pektine nahezu zur Gänze. Sie bilden dadurch kurzkettige Aminosäuren und viele uns noch fremde Darmschutzstoffe, die unser Körper dankbar aufnimmt und verwertet.

Eine ballaststoffreiche Nahrung verlängert auch den Kauvorgang. Es kommt daher zu einer besseren Speichelbildung. Im Magen hat diese Kost eine längere Verweildauer, was ein geringeres Hungergefühl bedeutet. Der Wunsch nach neuer Nahrungszufuhr wird hierdurch zurückgehalten. Weiter binden die im Lebensmitteln enthaltenen Ballaststoffe überschüssige Magensäure. Sie haben also eine hohe Pufferkapazität. Diese wiederum ist sehr günstig für die Schleimhäute von Magen und Zwölffingerdarm. So wird die Bildung von Geschwüren verhindert.

Lignine und Pektine binden im weiteren Verlauf des Verdauungstraktes Gallensäuren. Sie werden daher dem Körper durch eine kürzere Verweildauer entzogen und können daher keinen Schaden anrichten. Die Leber wird jetzt gezwungen aus einer Vorstufe des Cholesterins neue Gallensäuren zu bilden. Dies senkt zwangsläufig den Cholesterinspiegel im Blut, da eine Neubildung des Cholesterins vom Körper viel Zeit in Anspruch nimmt.

Ähnlich sieht es beim Diabetes aus. Hier haben Ballaststoffe die Eigenschaft die Stärkeresorption im Darm deutlich zu verlangsamen. So kommt es zu einem verzögertem Anstieg des Blutzuckers.

Es wird zwischen einer ballaststoffarmen Ernährung und den Krankheiten wie Arteriosklerose, Bluthochdruck, Blinddarmentzündung, erhöhtem Cholesterinspiegel, Diabetes, Dickdarmkrebs, Divertikulose, Fettsucht, Gastritis, Gallenbeschwerden, Hämorrhoiden, Krampfadern, Magen- und Zwölffingerdarmgeschwüren, Magenkrebs, Stuhlverstopfung und Zahnschäden ein Zusammenhang gesehen.

Zusammenfassend kann man sagen, dass eine ausgewogene Ernährung eine Therapie mit reinen Ballaststoffen, die überwiegend nur Zelluloseanteile enthält, überflüssig macht. Bei dieser Ernährung darf der Anteil fleischiger Früchte, da denke ich an Äpfeln, Birnen, Zitrusfrüchten etc., wegen des Pektinanteils nicht zu gering sein. Allerdings sollten die Ballaststoffe möglichst nicht erhitzt werden, denn hierdurch werden sie minderwertiger. Es ist besser ein Apfel roh zu essen, als ihn zu kochen oder gar als Saft zu trinken.

Zum Schluss sei noch bemerkt, dass eine ausgewogene Vollwerternährung genügend Ballaststoffe enthält. Vorsicht, ein Zuviel von ihnen kann zu Mineralstoffmangel führen. So wie sie die Schadstoffe im Darm binden, so binden sie auch Mineralien. Sie besitzen eine Vorliebe für Eisen und Zink, jene Elemente die für unseren Körper von großer Bedeutung sind.

18. Verdauungsprobleme

Patienten mit Blähungen, Sodbrennen, Verstopfung, Durchfall etc. sind täglich in unseren Praxen. Es handelt sich hier um Verdauungsstörungen, die oft über Jahre durch eine zu üppige Ernährung entstanden sind. Wir haben es praktisch mit einem toxischem Darmgeschehen zu tun, für dessen Behandlung sich ganz besonders Enzyme auf pflanzlicher Basis eignen.
Fragen Sie einmal spontan in Medizinerkreisen welches wohl die wichtigsten Organe im menschlichen Körper sind, so bekommen Sie sofort Herz, Lunge, Leber und Nieren genannt. Sehr wenige, wenn überhaupt einer, nennt Ihnen den Darm.
Fragen Sie in Laienkreisen nach der Verdauung, so können Sie Geschichten hören, die aufgeschrieben ganze Bücherregale füllen würden. Das erschreckende Fazit ist, dass sich in der Fachwelt nur wenige mit dem Darm als Ganzes beschäftigen und dies, obwohl er für den Patienten ein Zentralpunkt ist.
Wird das Fundament eines Hauses nicht solide gebaut, so hat dieses wohl keine lange Lebensdauer. Der Verdauungstrakt ist nun einmal das Fundament unseres Organismus. So wie die Nahrungsaufbereitung in unserem Darm erfolgt, so ist die Widerstandskraft und Belastbarkeit des Körpers. Die riesige Oberfläche des menschlichen Verdauungstraktes ist eine große Kontaktstelle für Störenfriede jeglicher Art.

Wenn wir bedenken, dass ca. eine Million Tonnen Rußstaub jährlich auf unsere Böden rieseln und damit in die Nahrung übergehen. Ferner sind Nitrate im Trinkwasser, Nitrite in Wurst- und Fleischwaren. Antimikrobielle Substanzen, chemische Farbstoffe, Stabilisatoren, Emulgatoren und vieles mehr werden in unsere

Lebensmitteln gemischt. Die Anzahl der chemischen Tabletten, die ständig geschluckt werden, bilden einen weiteren Angriff auf unser Verdauungssystem. Falsche Ernährung, veränderte Essgewohnheiten, Stress im Berufs- und Familienleben, Ärger etc. setzen dem Darm gewaltig zu. Gärung, Völlegefühl, eine gestörte Flora, sowie ein Überangebot an Genussgiften führt zu Schleimhautläsionen. Sie öffnen Tür und Tor um massiv Giftstoffe in die Blut- und Lymphbahnen eindringen zu lassen.

Hermann Boerhaave (1668 – 1738), ein holländischer Arzt und Gründer der Universität Leiden, beschrieb es kurz so:
QUALIS CIBUS, TALIS CHYLUS; QUALIS CHYLUS, TALIS SANGUIS; QUALIS SANGUIS, TALIS CARO.
(Wie die Speise, so der Darm; wie der Darm, so das Blut; wie das Blut, so das Fleisch)
Es hat sich also in 300 Jahren kaum etwas verändert. Nur kennen wir heute die Zusammenhänge besser und haben Therapien um rechtzeitig ins Geschehen einzugreifen zu können.

Wir essen zu viel, zu fett, zu heiß, zu salzig und zu schnell. Trinken zu kalt und zu süß. Dies alles bringt im Laufe der Jahre unseren Verdauungstrakt völlig aus dem Takt. Die Folge sind Sodbrennen, Blähungen, Durchfälle, Verstopfung etc. Therapiert wird in der Regel mit Säureblocker und -binder, Antidiarrhoika, Antidyspeptika, Abführmittel, sowohl auf chemischer als auch natürlicher Basis und vieles andere mehr. Der Körper reagiert auf die Überbelastung seines Darmes. Toxine werden gebildet und wandern in die Blutbahn. Pilze, Bakterien und Viren übernehmen die Arbeit der natürlichen Darmflora und überschwemmen mit ihren Abfallprodukten die Lymphe.

Die sich hieraus entwickelnden Krankheiten sind vielschichtig. Zunächst seien die eigentlichen Darmstörungen erwähnt. Ihnen folgen Hauterkrankungen, Störungen im Gefäßsystem, Allergien, Kopfschmerzen, Neuralgien, Nieren- und Blasenstörungen, Unterleibsbeschwerden, der gesamte Rheumatische Formenkreis, Herz- und Kreislauferkrankungen und vieles mehr.

In der Regel steckt hinter den oben genannten Beschwerden kein zuviel an Magensäure, sondern ein Mangel an Verdauungsenzymen.

Seit ewigen Zeiten wenden Therapeuten zur Behebung von Sodbrennen, Säurereflux, Blähungen, Durchfall und Verstopfung Enzyme an. Es sind meistens Enzyme tierischer Herkunft, die die Verdauung fördern, indem sie die Nahrung aufschließen und der Darm hierdurch eine deutliche Entlastung bekommt.

Heute essen wir immer mehr Fertigkost, also industriell vorbereitete oder gefertigte Nahrung. Dies hat zur Folge, dass die natürlich vorkommenden Nahrungsenzyme fehlen und der Körper sich anders helfen muss um die Nahrung zu verstoffwechseln. Er hilft sich, indem er weiße Blutkörperchen aktiviert, in der Hoffnung noch brauchbare Anteile der Nahrung zu verwerten. Die weißen Blutkörperchen fehlen aber bei der normalen Abwehr. So können sich Viren, Pollen, Bakterien und auch Krebszellen wesentlich schneller verbreiten als dies früher bei einer ausgewogenen Ernährung mit viel mehr Rohkost war. Man spricht in Fachkreisen heute bereits von der sogenannten Verdauungs-Leukozytose.

Mit dem Reispilz Aspergillus oryzae haben wir einen Enzymspender, dessen Wirkung ca. 12 mal stärker ist als die des Pankreatins. Die Einnahme dieses Pilzes zu den Mahlzeiten hilft deutlich die Nahrung aufzuschließen und die nicht verwertbaren Schad- und Schlackstoffe auszuscheiden. Darüber hinaus wirkt er nicht nur bei Völlegefühl, Sodbrennen und Blähungen, sondern kann sogar bei Lebensmittelallergie, Laktose-Intoleranz, und bei der Zöliakie erfolgreich eingesetzt werden. Oft verschwinden auch die Symptome des typischen Reizdarmes, oder werden zumindest stark reduziert. Kombiniert man den asiatischen Reispilz mit den Enzymen der Ananas, Kiwi, Feige und Papaya, so haben wir ein Maximum an pflanzlicher Enzymwirkung erreicht.

Jeder Patient über 55 bekommt bei mir Enzyme automatisch, weil im Alter die eigenen Enzyme in der Wirkung stark nachlassen, sodass man davon ausgeht, dass ab dem 20. Lebensjahr die eigene Enzymkapazität pro Lebensjahrzehnt um ca. 13 % abnimmt. Außerdem wird im Alter immer mehr auf gekochte Nahrung umgestiegen, weil die Rohkost nicht mehr mit künstlichen Zähnen so verkleinert werden kann. Oberhalb von 42° C verlieren die meisten Enzyme, die wir aus unserer Nahrung entnehmen könnten, ihre Wirksamkeit.

Zum Schluss kann gesagt werden, dass pflanzliche Enzyme eine Grundsanierung beim Verdauungsgeschehen vornehmen. Sie heilen auf Dauer toxische Darmbeschwerden aus. Darüber hinaus haben sie den Vorteil preislich erschwinglich zu sein und können ohne Bedenken mit nahezu allen Medikamenten (siehe Nebenwirkungen und Kontraindikationen) kombiniert werden.
Jedoch ohne drastische Ernährungsumstellung geht es auch bei den Patienten nicht.
Otto Buchinger hat es einmal kurz und präzise mit folgendem Satz beschrieben: *„Alkohol, Tabak und bürgerliche Küche schaffen*

immerfort das Mistbeet, auf dem unsere ärztlichen Sprechstundenfrüchte reifen."

19. Milz

Griechisch SPLEN, Lateinisch LIEN genannt, ist in der Therapie ein oft vernachlässigtes Organ. Wie die Lymphknoten arbeitet die Milz als Filter, ist aber im Gegensatz zu ihnen auch in den Blutkreislauf einbezogen. Sie reinigt nicht nur die Lymphe, sondern auch das Blut von seinen eigenen abgestorbenen Zellen und Fremdkörpern. Auch Immunreaktionen auf Antigene, die das Blut befördert, entstehen in der Milz. Trotzdem gehört sie beim Erwachsenen nicht mehr zu den lebenswichtigen Organen. Sie kann und wird im Notfall entfernt. Andere Organe übernehmen dann ihre Funktionen. Dies mag wohl auch ein Grund sein, warum ihre Behandlung nicht die entsprechende Beachtung findet.

Die Milz gehört zu den blutreichsten Organen, obwohl nur 0,2% des Körpergewichts (150-200g), beansprucht sie 3% des gesamten Blutes. Sie ist somit das größte in den Blutkreislauf eingeschaltete Lymphorgan. Aus diesem Grunde blutet sie bei Verletzungen besonders stark, zumal sie nur von einer recht brüchigen, dünnen Kapsel eingehüllt ist, die bei Unfällen leicht reißen kann.

Die Milz ist weich und im Normalzustand nicht tastbar. Sie besteht u.a. aus einer weißen und roten Pulpa.

Die weiße Pulpa dient der Bildung humoraler Antikörper, (leider auch gelegentlich unerwünschter Autoantikörper gegen zirkulierende Blutzellen) und eines leukozytenmodulierenden Hormons, das die unspezifische Phagozythose steigert. Wie in allen lymphatischen Organen reifen auch hier B- und T- Lymphozyten, sowie Plasmazellen.

Die rote Pulpa dient der Entfernung unerwünschter Partikel, wie abgetötete Bakterien, gealterte Blutzellen etc. Hier kann auch Blut gespeichert werden. Dies geschieht aber nur zum geringen Teil, kann aber im Notfall rasch aktiviert werden. Im Bedarfsfall kann auch die Rolle des Knochenmarks übernommen und neues Blut gebildet werden.

Da die Aufgaben der Milz überwiegend das Blut betreffen, lässt eine eingehende Blutuntersuchung auch Rückschlüsse auf eine Milzerkrankung zu. Wichtig sind hierbei die Anzahl der Blutplättchen, die Widerstandsfähigkeit der roten Blutkörperchen gegen verdünnte Säuren und die Blutgerinnungszeit. Außer einer tastbaren Schwellung und der oben genannten Blutdiagnose gibt es kaum typische Milzsymptome. Störungen der Milz sind meist mit anderen Grundkrankheiten, hier sind zuerst Infektionen zu nennen, verbunden. Aber auch nicht erkannte Lebererkrankungen können zur Milzschwellung führen.

Bei infektiösen Erkrankungen muss natürlich die Milz vermehrt arbeiten. Sie tut dies auch und nutzt dazu die Möglichkeit sich stark zu vergrößern um das anfallende Arbeitspensum zu schaffen. Bei vergrößerter Milz und Fieber ist immer eine Infektion vorhanden. Kommt der Patient von Auslandsreisenden zurück und hat eine vergrößerte Milz, sollte zuerst an Malaria, Bilharziose und die gelernten Infektionskrankheiten gedacht werden.

Milzvergrößerung ohne große Beschwerden können auch von subakuter Endokarditis, Hepatitis und Psitakose kommen, dies müssen wir bedenken und abklären lassen.

Erkrankungen der Milz sind recht selten. An erster Stelle sei hier die Ruptur genannt. Sie kommt bei 50% aller Bauchverletzungen vor, kann aber auch bei Operationen oder einem zu starken Druck auf eine angeschwollene Milz bei der Diagnose ausgelöst werden. In diesem Fall sprechen alle Symptome eines sich anbahnenden Schocks für eine Milzruptur.

Milzvenenstenose und Tumore sind so selten, dass sie hier nur am Rande erwähnt werden.

Die Therapie der Milz sollte zunächst einmal mit einer Entgiftung des Körpers begonnen werden. Hierzu nehme ich Drüfusan N. Von diesem Pulver sollte 2 x täglich ½ Teelöffel eingenommen werden. Zur Reinigung und Aktivierung der Lymphe gebe ich gleichzeitig Regazym, in der Dosierung 3 x 1 Tabl. vor dem Essen. Eine eventuell vorliegende Übersäuerung wird gleichzeitig mitbehandelt, da säurebindende Substanzen im Regazym plus enthalten sind.

Anschließend beginnt die eigentliche Behandlung. Hier bekommt der Milzpatient Milzimmunosyx, bei einer Dosierung von 3 x 10 Tropfen, in etwas warmen Wasser, nach dem Essen. Das Ganze sollte nicht länger als 14 Tage dauern. Ab diesem Zeitpunkt, wenn noch keine Besserung erfolgte, verordne ich Regacan, drei Tabletten abends vor dem Schlafengehen. Die Enzymgabe allerdings sollte beibehalten werden, eventuell in geringerer Dosis, z.B. 2 Tabl. morgens vor dem Frühstück.

Bei der Ernährung muss bedacht werden, dass der Patient möglichst viel Gemüse, Obst, Pellkartoffeln, Vollkornnudeln und Vollkornbrot, jedoch von ausgemahlenem Korn, so dass Körner im Brot nicht mehr sichtbar sind. Weiterhin ist an Fleisch nur mageres Geflügel und fettarmer Fisch erlaubt. Zum Abendessen muss auf Käse und Wurst verzichtet werden. Verboten sind alle scharfen und fetten Käsesorten, scharf Gebratenes, Säugetierfleisch, Alkohol, schwarzer Tee, Kaffee, Tabak und konservierte Speisen. An Getränken ist erlaubt: Buttermilch, fettarme Milch (hier besonders H-Milch), mit

Wasser verdünnte Obst- und Gemüsesäfte, Oberflächenwässer (kohlesäurearm) und dünne Kräutertees. Hier hat sich besonders eine Mischung zu gleichen Teilen von Bockshornklee, Leinkraut, Wermut, Brennnessel, Ehrenpreis und Fenchel bewährt.

20. Autoimmunerkrankungen

Entgleisungen unseres Immunsystems

Paul Ehrlich (1854 – 1915), ein Schüler und Mitarbeiter von Robert Koch (1843 – 1910), sprach um 1900 einmal von „horror autotoxicus", war aber der Meinung, dass derartige Autoantikörper vom Immunsystem nicht gebildet werden. Diese Lehrmeinung konnte sich über ein halbes Jahrhundert halten. Erst in den letzen Jahrzehnten weiß man, dass sich unser Abwehrsystem gegen uns selbst richten kann. So wissen wir heute ziemlich genau, bei welchem Krankheitsbild welche körpereigenen Gewebeteile von welchen Zellen unseres eigenen Immunsystems angegriffen werden und wie die Reaktion abläuft. Wir wissen aber immer noch nicht genau, welche Auslöser in Frage kommen, die unser Abwehrsystem zum Entgleisen bringen. Sind es Viren, Krankheiten, unsere Umwelt oder noch gänzlich unbekannte Einflüsse?

Wenn wir uns einmal ansehen, welche Stoffe tagaus, tagein auf unser Immunsystem schädigend einwirken, so sind es nicht nur die Parasiten, sondern auch unser Lebensstil, wie z. B. negativer Stress, Bewegungs- und Schlafmangel. Die Ernährung, Übergewicht, ein Mikronährstoffmangel und die Fehlverdauung stellen weitere Schädiger dar. Hierzu sollten wir auch den übermäßigen Verzehr von Genussgiften, wie Alkohol, Tabak, Drogen, Kaffee etc. rechnen. Schadstoffe, als da seien: Schwermetalle, Pestizide, Abgase jeglicher Art stürzen rund um die Uhr auf uns ein. Medikamente wie Antibiotika, Immunsuppressiva, Kortikoide, Schmerz- und Rheumamittel, künstliche Hormone und viele andere mehr; Lebensmittelzusatzstoffe, Farbstoffe, Konservierungsmittel, Stabilisatoren, Antioxidantien setzen unserer Abwehr gewaltig zu. Wir dürfen ebenso wenig die physikalischen Faktoren wie Elektrosmog,

UV-, radioaktive und Röntgenstrahlung, unnatürliche Magnetfelder und nicht zuletzt die Funkwellen, seien sie nun vom Radio oder Mobiltelefon, vergessen.

Die immer massiver auftretenden „freien Radikale" sollen nicht unerwähnt bleiben. Denn unsere heutige Ernährung liefert uns nicht mehr in ausreichender Menge die Vitamine, Enzyme und Mineralien die ihnen den Garaus machen oder sie zumindest in Schach halten.

Wenn wir dies alles bedenken, können wir uns ganz gut vorstellen, dass unser Immunsystem einfach entgleisen kann und dies in letzter Zeit immer häufiger. Inzwischen spricht man von fünf Millionen Bürgern unseres Staates, bei denen dies bereits geschehen ist. Dies sind ca. 7% der Gesamtbevölkerung. Für mich ist es eine Horrorzahl, die ich leider nur bestätigen kann, denn in den letzten 10 Jahren zeigt sich in meiner Praxis eine deutliche Zunahme der Autoimmunerkrankungen.

Über 60 Krankheitsbilder werden bereits hierzu gezählt. Die wichtigsten seien an dieser Stelle einmal aufgezeigt:

- Thyreoiditis Hashimoto
- Primäres Myxoedem
- Hyperthyreose
- Perniziöse Anämie
- Chronisch atropische Gastritis
- Morbus Bechterew
- Morbus Addison
- Myasthenia gravis
- Juveniler Diabetes
- Goodpasture Syndrom

- Pemphigus vulgaris
- Pemphigoid
- Sympathische Opthalmie
- Uveitis
- Multiple Sklerose
- Psoriasis
- Hämolytische Anämie
- Idiopathische trombozytopenische Purpura
- Idiopathische Leukopenie
- Primär-biliäre Zirrhose
- Chronisch aktive Hepatitis
- Colitis ulcerosa
- Morbus Crohn
- Sjörgren Syndrom
- Rheumatoide Arthritis
- Sklerodermie
- Aids
- Lupus erythematodes

Sind die oberen Autoimmunerkrankungen organspezifisch, so werden diese, je weiter wir nach unten lesen, immer unspezifischer. Anders ausgedrückt, oben haben wir es nur mit einem Organ zu tun, dass vom eigenen Abwehrsystem angefallen wird. Je weiter wir die Krankheitsbilder nach unten verfolgen, um so mehr Organe werden angegriffen. Bis letztendlich zum Aids und Lupus erythematodes, wo alle Organe im Spiele sein können.

Nun sind die oben genannten, von über 60 bekannten Autoimmunerkrankungen, die am häufigsten vorkommenden. In unseren Praxen sehen wir nur einen Teil der Erkrankungen und auf diese gehe ich genauer ein.

Als Basistherapeutikum kann man für alle Autoimmunerkrankungen hydrolytische Enzyme, möglichst pflanzlicher Herkunft, verordnen. Sie bremsen Entzündungen, verhindern Oedeme und haben eine immunmodulierende Wirkung.
Als Kontraindikation für alle Enzyme sind Erkrankungen, die mit Gerinnungsstörungen einhergehen. Aus diesem Grunde entfällt bei der chronisch atropischen Hepatitis und bei Marcumarpatienten die Basisbehandlung mit Enzymen jeglicher Art.

Man darf nicht vergessen, die sich eventuell bei der Therapie bildenden „freien Radikale" abzufangen, daher gehört zu jeder Enzymtherapie täglich eine Tablette Selen forte Syxyl, als Radikalenfänger, einfach dazu.

Thyreoiditis Hashimoto, hier haben wir es mit einer chronisch entzündlichen Erkrankung zu tun, deren Verlauf sehr unspezifisch ist. Es sind oft Berührungempfindlichkeit der Schilddrüse, Schluckbeschwerden, Gewichtsabnahme und Muskelschmerzen zu beobachten. Bei einer Blutuntersuchung sind die Werte MAK, TAK und TRAK erhöht. Gleiches gilt auch für den bekannten Morbus Basedow. Hier bietet sich neben Regazym plus, 2 x 1 Tabl., die tägliche Gabe von einer Tablette Selen forte Syxyl an. Wir haben inzwischen einen nicht mehr zu kontrollierenden Jodeinfluss in Back- und Fleischwaren. In der Schulmedizin wird mit reichlich Jod oder jodhaltigen Verbindungen, bzw. Hormonen gearbeitet. Da ist es ganz hilfreich, wenn wir Selen als Gegenspieler einsetzen und gleichzeitig auch die freien Radikale abfangen.

Bei der *perniziöse Anämie*, die ich in letzter Zeit vermehrt sehe, kombiniere ich 2 x 1 Tabl. Regazym plus mit einer Tablette Taxofit Depot plus B6 und B12.

Bei dem sehr schlecht nachweisbarem Krankheitsbild der *chronisch atropischen Gastritits* sollte immer mal an einen Helicobacter gedacht werden. Oft ist er auch mit ihr vergesellschaftet. Hier lasse ich vor dem Essen einen Kaffeelöffel Ventricon N und nach dem Essen zwei Tabl. Basosyx mit einer Tabl. Regazym plus täglich nehmen. Die Gabe von 1 g Vitamin C enthalten in 2 Tabletten Taxofit Vitamin C Kautabletten ist ratsam, da der Helicobacter Vitamin C schlecht oder gar nicht verträgt.

Erwischen wir im sehr frühen Stadium einen Jugendlichen mit *Morbus Bechterew*, so können wir Enzyme (Regazym plus 3 x 1 Tabl. tägl.) mit knochenaufbauenden Mitteln wie Calcium und Vitamin D3 recht gut arbeiten. Im fortgeschrittenem Stadium ist eine Behandlung nur symtomatisch, aufhalten können wir ihn dann nicht mehr.

Beim *juvenilen Diabetes* kombiniere ich Regazym plus, 2 x 1 Tabl. täglich mit Regacan, einem neuartigem immunmodulierendem Mittel, welches bei der Diabetesbehandlung recht gute Erfolge zeigt. Täglich drei Tabletten gleichzeitig vor dem Schlafengehen eingenommen sind hier anzuraten. Bei Patienten unter 16 Jahren sollten nur zwei, beim Kleinkind nur eine Tablette Regacan genommen werden.

Pemphigus und Penphigoid, diese mit Blasen einhergehenden Krankheiten, die so reichhaltig und verstreut auftreten können, ist schwer beizukommen. Man erreicht hier mit Enzymen, 2 x 2 Tabl. Regazym plus täglich in der Kombination mit Taxofit A-Z Depotdragees, 1 - 2 Tabl. tägl. etwas Linderung. Beide Erkrankungen finden sich in unseren Praxen seltener. Sie treten in der letzten Zeit öfter auf.

Die *Multiple Sklerose* hat deutlich zugenommen. Sie befällt mittlerweile auch die Menschen im fünften und sechsten Lebensjahrzehnt. Eine Heilung ist bis heute nicht möglich. Wenn wir die Krankheitsschübe in größeren Abständen halten können, haben wir schon viel gewonnen. Da wir pflanzliche Enzyme mit allen Medikamenten, außer Marcumar, kombinieren können, haben sie sich gerade bei dieser Erkrankung als Kombination mit schulmedizinischen Mitteln sehr gut bewährt. Ich sehe sie sogar als Basismittel an und gebe die ersten drei Monate 3 x 2 Tabl. Regazym plus, später nur noch 3 x 1 Tabl. unmittelbar vor den Mahlzeiten. Eine abendliche Gabe von bis zu drei Regacan hat sich auch hier sehr bewährt.

Ähnlich verfahre ich bei der *Psoriasis*, kombiniere hier Regazym plus mit 1 - 2 Tabl. Basosyx nach jedem Essen und lasse zwei mal tägl. einen gehäuften Eierlöffel Drüfusan N lutschen. Bei diesem Krankheitsbild sollte man immer an Entgiftung und Entsäuerung denken. Als lokale Therapie kann eine gut fettende Creme aufgetragen werden. Eine Heilung ist hier nicht möglich, wohl aber ein hinauszögern der Schübe, so dass man über Jahre hinaus Ruhe haben kann.

Bei Autoimmunerkrankungen, die mit Blutungen einhergehen, wie die *hämolytische Anämie*, die *idiopathische trombizytopenische Purpura*, die *idiopathische Leukopenie*, die *primär-biliäre Zirrhose*, wie auch bei der *chronisch aktive Hepatitis* sind Enzyme kontraindiziert. Diese Krankheiten tauchen jedoch recht selten in unseren Praxen auf.

Anders hingegen bei der *Colitis ulcerosa* und dem *Morbus Crohn*. Beide vertragen pflanzliche Enzyme recht gut, jedoch muss man hier vorsichtig dosieren, da Enzyme eine laxierende Wirkung haben können. Ich verordne zunächst nur eine Tablette Regazym plus zur Hauptmahlzeit und das mitten im Essen. Verträgt der Patient dies gut, so steigere ich auf 2 x 1 Tabl. mitten in einer zweiten kräftigeren Mahlzeit. Dies ist allerdings die Höchstdosierung. Bewährt hat sich eine zusätzliche Therapie mit Relaxin von Klosterfrau und 3 x 2 Tabl. Bio-Cult comp. Da Enzyme mit allem kombinierbar sind, kann man jede Verordnung, auch die der Schulmedizin beibehalten. Regacan abends, je nach Empfindlichkeit des Patienten, 1 - 2 Tabletten eingenommen, rundet die Therapie ab (vergleiche Abschnitt Darmerkrankungen).

Eine besonders hartnäckige Erkrankung ist das *Sjörgren Syndrom*. Hier handelt es sich um eine chronisch-entzündliche Störung der exokrinen Drüsen. Meistens werden Frauen im etwas fortgeschrittenerem Alter, also jenseits der Menopause, hiervon befallen. Oft sind es einzelne Körperteile die betroffen sind. Augen und Haut sind die am meisten in Mitleidenschaft gezogenen Organe. Wenn es sich im Anal- und Vaginalbereich ausbreitet, so kommt neben der Trockenheit noch ein starker, unangenehmer Juckreiz hinzu. Lokal können wir nur mit entsprechenden Augentropfen und fettenden Cremes arbeiten. Weiterhin müssen wir die Patienten anhalten ihre tägliche Flüssigkeit in ausreichender Menge zu sich zu nehmen. Intern haben sich pflanzliche Enzyme gut bewährt. Ich verordne 3 x 1 - 2 Tabl. Regazym plus, je nach Schwere der Trockenheit. Männer können hiervon, jedoch seltener, auch befallen sein.

Die *Rheumatoidarthritis* wird heute zu den Autoimmunerkrankungen gezählt. Es ist eine chronisch progressive Polyarthritis, die überwiegend Frauen unter 45 Jahren befällt. Die Ursachen sind bis heute ungeklärt. Man kann sich aber vorstellen, dass infektiöse Keime hier eine Rolle spielen oder gespielt haben. Bei jüngeren Männer kommt sie auch vor, ist mit starken Schwellungen, Schmerzen und Bewegungseinschränkungen verbunden. Im akuten Stadium gebe ich für ein paar Tage 4 x 2 Tabl. Regazym plus, um dann auf eine Dauerdosis von 2 x 2 Tabl. täglich zurückzugehen. Kombiniert man Enzyme mit Basosyx, 3 x 2 Tabl. nach dem Essen und konzentrierten Brennnesselextrakttabletten, wie z. B. Hox alpha oder Rheuma Hek, so erreicht man relativ rasch Linderung.

Die zu den Kollagenosen gehörenden Autoimmunerkrankung *Sklerodermie* ist im Anfang noch gut zu beherrschen. Hier können pflanzliche Enzyme neben den vom Arzt in der Regel verordneten Kortison-Antibiotika-Kombinationen sehr gut eingesetzt werden (2 x 2 Tabletten Regazym plus täglich). Greift sie allerdings um sich und befällt weitere Organe, so ist die Prognose schlecht und wir können nicht mehr viel tun. Ist erst einmal das typische, durchscheinende Maskengesicht vorhanden, so ist diese Erkrankung kaum noch in den Griff zu bekommen. Gott sei Dank kommt dieses Stadium in unseren Praxen sehr selten vor.

Bei *Aids*, besser gesagt bei den *HIV-infizierten Patienten*, sind hochaktive Enzyme jeglicher Art, besonders die pflanzlichen recht erfolgreich. Man kann sie mit den von der Medizin hoch im Kurs stehenden antiviralen Mitteln kombinieren. Eine Gabe von 3 x 2 Tabl. Regazym plus, ca. eine halbe Stunde vor den Mahlzeiten eingenommen, hat sich mit einer Kombination von 3 Tabletten Regacan abends genommen, bewährt.

Es ist kaum ein Organ, dass nicht vom *Lupus erythematodes* befallen werden kann. Diese schubweise verlaufende, chronisch entzündliche Autoimmunerkrankung meldet sich zuerst am Kopf. In der Regel ist es ein sogenanntes Schmetterlingserythem im Gesicht, dass uns sofort aufhorchen lassen sollte. Meist sind zu Beginn der Erkrankung, die zu 90% Frauen befällt, kleine eitrige Pusteln auf Nase und Wangen zu sehen. Vom Dermatologen als Akne rosacea bezeichnet und meist mit Kortison behandelt. Kommen diese Pickel nach Absetzen der Behandlung wieder, können wir einen Lupus nicht ausschließen und sollten neben anderen therapeutischen Maßnahmen mit einer Enzymtherapie beginnen. 3 x 1 - 2 Tabl. Regazym plus täglich, je nach Schwere wird von mir als Basismittel eingesetzt. Eine Entgiftung, Sanierung des Gebisses, meist haben diese Patienten Amalgamplomben in reichlicher Zahl, und Entsäuerung mit Basosyx Tabletten sollte unbedingt vorgenommen werden. Um die freien Radikalen zu fangen ist in jedem Fall eine Tablette Selen forte Syxyl einzunehmen.

Autoimmunerkrankungen können mit vielen Krankheiten vergesellschaftet sein. Es gibt Fälle, wo mehrere Autoimmunerkrankungen gleichzeitig beim Patienten auftreten.

Wie kommt es eigentlich dazu, dass sich unsere Abwehrzellen nicht gegen Feinde, sondern gegen uns selbst richten? Diese Frage stelle ich mir nahezu täglich, denn die Autoimmunerkrankung nehmen in der letzten Zeit zu. Sind es wirklich die Schwermetalle, die immer mehr in Verdacht geraten?

Gold und Platin aus Zahngold, Silber und Quecksilber aus Almagamplomben, Kupfer aus unseren Wasserleitungen, ferner Palladium, alles dies sind Metalle, die in äußerst geringen Mengen schwefelhaltige Aminosäureketten der körpereigenen Peptide oxidieren können. Hierdurch werden die, für uns so wichtigen Substanzen, denaturiert. Sie bilden einen sogenannten Metall-Protein-Komplex. Dieser wird phagozytiert, wobei sich seine Bruchstücke an die Zelloberflächen der T-Zellen, die bei den Autoimmunprozessen eine Rolle spielen, setzen. Sie entarten so und greifen daher eigene Zellen an. Um diesen Vorgang im Körper auszulösen, sind kaum messbare Metallpartikel nötig. Die Mengen die durch den Speichel an Quecksilber gelöst werden sind hierzu schon ausreichend. Erschreckend ist für mich auch, dass die edlen Metalle wie Gold und Platin ebenfalls diesen zerstörerischen Effekt haben. Von Blei, Zinn und Quecksilber ist es ja schon sehr lange bekannt.

Wenn wir bedenken, was in Metallverbindungen in unserer täglichen Nahrung enthalten ist, um sie stabil zu halten und geschmackvoll aussehen zu lassen. Wenn wir weiter bedenken, mit welchen Düngemitteln und Wachstumsfördermitteln die Böden bearbeitet werden, auf denen die Nahrung wächst, Pestizide, Insektizide und allerlei andere auf die Pflanzen selbst gespritzt werden, so wundert mich die Zunahme der Autoimmunerkrankungen nicht mehr.

Daher sollten wir an erster Stelle daran denken den Körper zu entgiften, den Stoffwechsel anzuregen und den Darm in Ordnung zu bringen. Erst dann ist der Beginn einer Therapie ratsam. In meiner

Praxis verwende ich Drüfusan N und Miktosyx zur Entgiftung und Basosyx zur Entsäuerung und Bio-Cult comp. zur Darmsanierung. Nachdem beides abgeschlossen ist, beginne ich mit Regazym plus als Basistherapie und kombiniere diese mit Regacan, einem speziellen Immunmodulator auf Glucanbasis.

So haben wir uns heute den von Paul Ehrlich so befürchteten „horror autotoxicus", wenn wir von den familiär bedingten Autoimmunerkrankungen absehen, so wie es aussieht, doch wohl selbst zu verantworten.

21. Rheuma

Rheuma oder Rheumatismus, wie andere es nennen, ist sicher eine Krankheit die uns Menschen seit Urzeiten befällt. Heute wissen wir, dass Rheuma, wie unsere Vorfahren immer vermutet haben, keine einzelne Erkrankung ist, sondern ein Konglomerat von vielen Einzelerkrankungen. Daher tun wir gut daran vom Rheumatischen Formenkreis zu sprechen. Da es sich in den meisten Fällen um Beschwerden des Bewegungsapparates, genauer gesagt des Binde- und Stützgewebes handelt, hat man den Begriff Rheuma aus dem Griechischen entlehnt. Es bedeutet nichts anderes als fließend, ziehend. Genau so sind die Schmerzen eines Patienten der unter diesen Erkrankungen leidet. Rheuma ist also ein Sammelbegriff für viele Krankheiten.

Aus diesem Grunde teilt man die Erkrankung in drei große Gruppen ein:

- Die *Entzündlichen*. Hierzu gehören zum Einen alle infektiösen oder toxischen rheumatischen Erkrankungen, die oft mit Fieber einhergehen. Zum Zweiten die primeren chronischen Polyarithritiden, die wir heute als rheumatoide Arthritis bezeichnen. Ferner werden auch die psoriatische Polyarithritis, das Reiter- und Sjögren-Syndrom unter anderem hierzu gezählt. Zum Dritten rechnet man den, uns allen bekannten, Bechterew hinzu.
- Die *Degenerativen*. Hier sind es die Arthrosen und die Spondylosen, die zu dieser Gruppe gehören.
- Die *Extraartikulären*. Hierunter fällt das Gesamtbild des Weichteilrheumatismus. Ein einheitliches Bild kann nicht

gezeichnet werden. So ist dort unter anderem Muskelrheumatismus, der berühmte Tennisarm und die Neuritis vertreten. Außerdem gehören die Kollagenosen, die Sklerodermie, der Lupus erytheomatodes auch in diesen Formenkreis.

Genaueres kann in jedem guten Fachbuch nachgelesen werden. Es würde den Rahmen dieses Büchleins sprengen, da es sich ja mit der Behandlung und nicht mit der Aufzählung aller unter dem Begriff Rheuma zusammengefassten Erkrankungen befassen soll.

So vielseitig auch die Krankheiten des rheumatischen Formenkreises sein mögen, so haben sie doch alle eins gemeinsam: Schmerzen in fast allen Körperbereichen. Um die Schmerzen zu lindern gibt es eine Vielzahl von Behandlungsmöglichkeiten. Die Palette beginnt mit einer Ernährungsumstellung, geht über Kälte- oder Wärmetherapie, Moor- und Schlammpackungen, Thermalbäder, Schröpfen, Massagen bis zu chemischen Mitteln, um nur einige aufzuzählen.

An allopathischen Mittel haben sich drei besonders hervorgetan: Kortikosteroide, mit all ihren uns hinlänglich bekannten Neben- und Langzeitwirkungen, Goldverbindungen und anitiflammatorische, nichtsteroidale Medikamente. Letztere zeigen unangenehme Nebenwirkungen im Magenbereich, bis hin zum Magengeschwür. Auch Magendurchbrüche gibt es zu vermelden.

In der Naturheilkunde kristallisieren sich aus einer Fülle von Pflanzen als wichtigste folgende heraus:

- *Hapagophytum, die Teufelskralle.* Eine Wurzeldroge vom afrikanischen Kontinent. Hier wird in der Regel der alkoholische Auszug verwendet.
- *Guajaci, das Guajakholz.* Eine auf dem südamerikanischen Kontinent beheimatete Holzart, bei der besonders das Harz in der Rheumatherapie eingesetzt wird. Extrakte des Holzes sind im Handel.
- *Boswellia, der Weihrauch.* Das Harz eines aus Indien stammenden Baumes findet immer mehr Beachtung in unseren Breiten.
- *Salicis, die Weide.* In unserer Heimat wohl mit die am meisten gebrauchte Pflanze bei Rheumapatienten. Verwendet wird die Rinde im Original als Tee oder als Extrakt in Fertigpräparaten.
- *Urtica, die Brennnessel.* Schon seit alters her eine beliebte Pflanze bei Gicht- und Rheumakranken. Heute wird die gesamte Pflanze verwendet. Als Arzneimittel bekommen wir von ihr was wir wünschen. Es gibt Samen-, Wurzel-, Blätter- und Krautextrakte.

Omega-6-, Omega-3-Fettsäuren und hochdosiertes Vitamin E haben sich ebenfalls hier recht gut bewährt.

Eine weitere Therapiemöglichkeit ist die mit Enzymen. Selbst bevorzuge ich pflanzliche mit hohem F.I.P.-Wert. Zum Einen weil sie geringer zu dosieren sind, was dem Geldbeutel unserer Patienten zu Gute kommt, zum Anderen weil ihr Wirkungsoptimum bereits zwischen pH 6,5 – 8,0 liegt.
Patienten des Rheumatischen Formenkreises sind meist übersäuert. Daher sollte immer gleichzeitig auch eine Entsäuerung vorge-

nommen werden. Da gerade diese Menschen oft reichlich Medikamente konsumieren, ist es angebracht, ein Enzympräparat einzusetzen, dass gleichzeitig ein Basenmittel enthält. In diesem Falle bietet sich Regazym plus an. Neben einem F.I.P-Wert von ca. 2.100 enthält es neben einem Co-Enzym (Spirulinaalge) auch basisch wirkende Mineralstoffe, die wir vom Basosyx her kennen. Bei Rheumatismus ist eine Therapie auf Dauer von Nöten. Sie zeigt in der Regel erst nach fünf bis sechs Monaten einen ersten Erfolg. Dies ist vielen Patienten zu lang. Aus diesem Grunde werden Enzyme wohl bei diesen Krankheitsbildern zu wenig eingesetzt. Wo doch ein Abbau der im Laufe des Lebens aufgebauten Immunkomplexen dringend erforderlich ist.

Da wir Enzyme mit allen Substanzen, außer mit Marcumar, kombinieren können, bietet es sich geradezu an.

In meiner Praxis verwende ich als Basistherapeutikum Regazym, täglich 3 mal 1 Tablette vor, oder bei leichten Magenunpässlichkeiten, mit dem ersten Bissen. Nach dem Essen gebe ich 3 mal 1 Tablette täglich Rheuma-Hek Hartkapseln mit reichlich Flüssigkeit. Ein bis zwei Kapseln Taxofit Vitamin E 600 N täglich rundet meine Rheumatherapie ab.

Vergessen dürfen wir nicht, dass bei dem genannten rheumatischen Geschehen auch eine psychische Komponente mitspielt. So gibt es das sogenannte psychosomatische Rheumadreieck, aus dem man ersehen kann, ob das Krankheitsbild mehr somatogen oder psychogen ist.

Vergleiche nebenstehendes Bild.

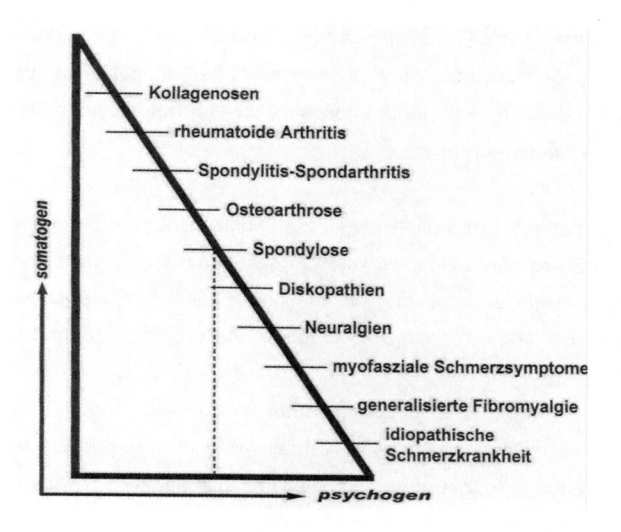

```
somatogen ↑
           ├── Kollagenosen
            ├── rheumatoide Arthritis
             ├── Spondylitis-Spondarthritis
              ├── Osteoarthrose
               ├── Spondylose
                ├── Diskopathien
                 ├── Neuralgien
                  ├── myofasziale Schmerzsymptome
                   ├── generalisierte Fibromyalgie
                    ├── idiopathische
                         Schmerzkrankheit
                            → psychogen
```

Bei den Erkrankungen rechts der gestrichelten Linie, also zu Beispiel bei Neuralgien und Fibromyalgien tausche ich einfach Rheume-Hek mit Limotar N. Es hat als Wirkstoff Chininsulfat, ein Naturstoff aus der Rinde des Chinarindenbaumes. Je nach Schweregrad verordne ich einen Monat lang 1 – 2 Tabletten täglich. Nach vier Wochen Pause, bei der ich wieder Rheuma-Hek einsetze, beginnt das Prozedere wieder von vorn.

Limptar N sollte vorsichtig eingesetzt werden bei Patienten mit verlangsamten Herzschlag und bei denen mit Herzrhythmusstörungen. Ein großer Nachteil ist der Beipackzettel von Limptar N. Hier ist als Indikation muskelentkrampfendes Mittel bei Wadenkrämpfen angegeben. Diese Indikation läuft durch den ganzen Beipackzettel und führt dauernd zu Patientenrückfragen. Wir müssen daher bei der Verordnung den Patienten genauestens darüber aufklären und ihm sagen, dass es ja gerade für seine Beschwerden entwickelt worden ist. Es wäre schade, wenn dieses, gerade bei Neuralgien, Fibromyalgie und idiopathischer Schmerzkrankheit so gut wirkende Mittel vom Patienten nicht genommen wird, weil im Beipackzettel die Rede von Wadenkrämpfen ist.

Viele Rheumapatienten wollen etwas zum Einreiben. Hier verordne ich Enelbin Salbe deren Hauptwirkstoff Arnikatinktur ist. Sie lässt sich gut einmassieren und ist in den meisten Fällen ausgezeichnet verträglich. Es kommt auch bei längerer Anwendung kaum zu Allergien. Möchte der Patient eine langanhaltende Wärmespeicherung, so gebe ich Enelbin Paste N. Sie kann normal tagsüber eingerieben und für die Nacht warm aufgetragen oder als Umschlagspaste verwendet werden. Neben den Wirkstoffen Aluminiumsilikat, Zinkoxid und Salicylsäure enthält sie Eukalyptus-, Lavendel-, Thymian- und Wintergrünöl. Sie muss kräftiger eingerieben werden, ist aber gut hautverträglich.

Zum Schluss sei noch ein Wort zu den Ess- und Bewegungsgewohnheiten des Rheumatikers gesagt. Er ist es gewohnt gut zu speisen und viel zu sitzen. Tierische Nahrungsmittel stehen bei ihm Vordergrund. Süßigkeiten und Kaffee werden nicht verachtet. Alkohol und Nikotin können auch im Spiel sein. Es ist unsere Pflicht ihn zu einer überwiegend basischen Ernährung zu bringen. Ihn bitten Alkohol und die andere Schadstoffe stark zu reduzieren, das Rauchen für alle Zeiten einzustellen und je nach Krankheitsverlauf sich entsprechend zu bewegen. *„Denn wer rastet, der rostet"* sagt ein altes Sprichwort.

22. Krebs

Während heute die Chirurgie, Strahlen- und Chemotherapie die Basis der Krebsbehandlungen darstellen, sah es vor über 100 Jahren noch etwas anders aus. So experimentierte der Arzt Dr. Beard in England bei seinen Krebspatienten, mit der Bauchspeicheldrüse von frisch geschlachteten Ferkeln oder Lämmern. Er mörserte diese unmittelbar nach dem Schlachten und träufelte diesen Brei seinen Patienten auf das Geschwür oder injizierte ihn, wenn der Tumor mit der Nadel erreichbar war, in dessen Zentrum. Hiermit hatte er große Erfolge, aber auch Misserfolge, da dieser Brei zuviel Fremdeiweiß enthielt.

Seine Versuche veröffentlichte er 1907 in einem Buch, mit dem Titel: *„Die Enzymbehandlung des Krebses und ihre wissenschaftliche Grundlage"*. Sofort wurde dieses Verfahren aufgegriffen und angewendet, allerdings mit dem kleinen Unterschied, dass die Therapeuten zu ihrem Apotheker gingen und den Pankreasbrei bestellten. Dieser wiederum besorgte ihn sich beim Schlachthof. Der Misserfolg war vorprogrammiert, denn Enzyme, gewonnen aus Tiermaterial, wirken unstabilisiert nur sehr kurzfristig. Ein Extrahieren und gleichzeitiges Stabilisieren kannte man um die Jahrhundertwende noch nicht.

Erst um 1930 beschäftigte sich Dr. Freund in Wien mit stabilisierten Enzymen bei Tumorerkrankungen. Professor Wolf, sein Schüler baute in den Vereinigten Staaten diese Therapie aus und gilt heute als der eigentliche Vater der Enzymforschung.

Bedenken wir, dass Enzyme Biokatalysatoren sind, die normale biochemische Prozesse beschleunigen, da sie bei unserer Körpertemperatur ohne sie zu langsam ablaufen würden. Sie werden allerdings im Gegensatz zu normalen Katalysatoren, die wir alle vom Chemieunterricht kennen, in den chemischen Prozess, den sie steuern sollen, einbezogen und somit allmählich verbraucht.

Die ist besonders wichtig für den entsprechenden Einnahmezeitpunkt. Benötigen wir sie zum Abbau allzu üppiger Mahlzeiten, so müssen sie mitten im Essen eingenommen werden. Sollen sie aber ihre Arbeit, wie hier bei der Tumortherapie, im lymphatischen System leisten, so ist es ratsam sie vor dem Essen zu nehmen.

Haben sich durch eine gleichzeitig durchgeführte schulmedizinische Behandlung Pilze im Darm breit gemacht, so muss die Einnahme stets ein bis zwei Stunden vor den Mahlzeiten erfolgen.

Enzyme wirken unter anderem antiödematös, antiflamatorisch, analgetisch, thrombolytisch und immunmodulierend. Dies heißt einfach ausgedrückt, sie aktivieren Makrophagen und natürliche Killerzellen. Regen weiterhin die Fibrinolyse an, steuern den Tumornekrosefaktor (TNF), sorgen für eine ausreichende Produktion von Interleukinen, Interferonen und zytotoxischen Lymphozythen.

Für Karzinompatienten wichtig zu wissen ist, dass Enzyme den Wachstumsfaktor, auch Transforming growth factor (TGF) genannt, hemmen. Sie verhindern weiterhin die Ausbreitung pathogener Immunkomplexe, eine übermäßige Fibrinbildung, das Wachstum von Krebszellen, sofern sie von ihnen erreicht werden und eine Metastasierung.

Bei Patienten mit Gerinnungsstörungen, seien es nun natürliche, wie sie bei fortgeschrittenen Leber- und Nierenleiden auftreten, oder medikamentöse, hervorgerufen durch blutverdünnende Mittel, wie z.B. Marcumar, sind Enzyme kontraindiziert. Thrombozytenaggregationshemmer, wie Aspirin, verstärken ihre Wirkung.

Die konventionelle Medizin arbeitet heute in der Tumorbehandlung mit Chirurgie, Chemo- und Strahlentherapie. Dies ist für viele Krebspatienten lebensrettend, obgleich für mein Empfinden bei manchen Patienten nach dem chirurgischen Eingriff zuviel Chemo- und Strahlentherapie eingesetzt wird.

Wir können und müssen unseren Patienten helfen in dem wir zusätzlich eingreifen und versuchen die Nebenwirkungen, die bei allen drei Therapien auftreten können, auf ein Minimum zu reduzieren. Bei diesem Bemühen sind uns hochdosierte Enzyme sehr hilfreich.

In Folge einer chirurgischen Behandlung kann es zur Ödembildung kommen. Oft sind auch noch Tumorreste vorhanden, die inoperabel waren. Eine Streuung, der Metastasen in die Blutbahn kann hier nicht ausgeschlossen werden.

Aus diesem Grunde verordne ich, sobald die Fäden gezogen sind und die Operationsnarbe verheilt ist, 3 x 2 Tabletten Regazym plus, als rein pflanzliches Enzympräparat, unmittelbar vor dem Essen. Vor dem Schlafengehen gebe ich noch zusätzlich drei Tabletten Regacan, ein spezielles Beta-Glucan, das eine immunmodulierenden Wirkung besitzt, die Makrophagentätigkeit anregt und in der Regel die Metastasierung hemmt.

In der überwiegenden Mehrheit der von mir durchgeführten postoperativen Behandlung bleiben den Patienten die „Nebenwirkungen der Chirurgie" erspart.

Die Enzymeinnahme in der angegebenen Dosierung hält der Patient bis zwei Tage vor der Chemotherapie bei und beginnt einen Tag nach dieser wieder mit ihr. Hierdurch reduzieren sich die Nebenerscheinungen der Chemotherapie auf ein Minimum. Zu erwähnen ist die Übelkeit, die durch Toxizität der chemischen Substanzen hervorgerufen wird, sowie eine Belastung der Leber.

Während der anschließenden Strahlentherapie wird die Einnahme von 3 x 2 Tabletten Regazym plus nicht unterbrochen. Entzündungen, genauer gesagt Verbrennungen der Haut treten seltener unter einer Enzym/Glukan Therapie auf. Auch eine Fibrose, wie sie bei der Strahlentherapie auftreten kann, wird weniger beobachtet. Der sogenannte Strahlenkater, ein Unwohlsein nach der Bestrahlung kommt somit kaum noch vor. Einer Verminderung der Körperabwehr, durch inzwischen immer häufigere Bestrahlungen, wird entgegengewirkt.

Hat der Patient Operation, Chemo- und Strahlentherapie hinter sich gebracht, so ist er praktisch „austherapiert". Es finden jetzt in regelmäßigen Abständen, seitens der Schulmedizin, noch Kontrolluntersuchungen statt, ob sich neue Tumore gebildet oder Metastasen festgesetzt haben, aber an einer ständigen Betreuung in der Zwischenzeit fehlt es. Eine Nachbehandlung über Jahre, wie wir sie verstehen, ist im konventionellen Krebsprogramm in der Regel bis heute nicht vorgesehen. Hier aber bieten sich hochkonzentrierte Enzyme und Betaglucane geradezu als Basistherapie an, da sie außer gerinnungshemmenden Substanzen mit allen anderen Mitteln, seien es chemische oder natürliche, kombiniert werden können. Sie sind also für einen Dauereinsatz hervorragend geeignet.

Wir sollten aber bedenken, dass Tumorpatienten zu einer übermäßigen Fibrinbildung neigen. Hierdurch wird die Tumorzelle der Erkennung durch das Immunsystem entzogen. Sie kann sich so ungehindert in Blut- und Lymphbahnen bewegen, sich an geeigneter Stelle festsetzen und dort vermehren.

Tumorzellenantigene bilden mit ganz speziellen Antikörpern Immunkomplexe. Geringe Mengen können von Makrophagen noch beherrscht werden. Sind es aber zu viele, so können diese in Blut und Lymphe ihr Unwesen treiben. Auch diese Immunkomplexe haben die Angewohnheit übermäßig Fibrin zu bilden, das wiederum die zelluläre Immunität hemmt. Schon aus diesen Gründen ist eine dauerhafte Enzym/Glucan Therapie bei Tumorpatienten angezeigt, denn Enzyme lösen unter anderen Fibrin an und demaskieren so die Tumorzellen. Jetzt werden sie von den durch Regacan aktivierten Abwehrzellen erkannt und können eliminiert werden.

Bei einer Enzymtherapie sollte der Patient möglichst magere Kost zu sich nehmen. Geräuchertes, scharf Gebratenes und Genussmittel, wie Kaffee, schwarzer Tee, Nikotin etc. müssen vermieden werden. Denn allzu fettes Essen nimmt von unseren Enzymen, die ja Biokatalysatoren sind, zuviel Kraft zum Abbau der Nahrung weg. Diese Kraft können wir besser im lymphatischen System gebrauchen. Daher sollte Fleisch, Fisch, Wurst und Käse stark vermindert und Obst, Gemüse, Salate, Kartoffeln und Vollkornprodukte vermehrt gegessen werden.

Sind nach etwa einem Jahr die Tumormarker normal und finden sich bei den ärztlichen Untersuchungen keine Metastasen mehr, reduziere ich die Einnahme von Regazym plus auf morgens und abends je 2 Tabletten vor dem Essen, die Glucantherapie auf zweimal jährlich eine Drei-Monatskur. Dies sollte eine Dauertherapie sein, um möglichst eine Neuentstehung des Krebses zu vermeiden.

Wir dürfen nicht vergessen zusätzlich einen Radikalenfänger einzusetzen, da ein gut arbeitendes Immunsystem zusätzlich freie Radikale liefert. Hier hat sich über Jahre schon eine Tablette Selen forte Syxyl täglich eingenommen, gut bewährt. Es enthält neben Vitaminen und Selen, einen speziellen Rotweintraubenextrakt und Rote Beete Pulver.

Zum Schluss sei nochmals bemerkt, dass Enzyme sich gut mit allen Substanzen vertragen. So kann man, wie ich es auch mache, im Anfang der Behandlung Regazym plus mit Mistel- und Thymuspräparaten sehr gut und erfolgreich kombinieren.

23. Traumatische Verletzungen

Immer mehr Menschen treiben Sport, darunter viele ältere. Dies ist auch gut so, denn Bewegung kann in unserer heutigen Zeit nicht hoch genug eingeschätzt werden. Nur leider sind viele, besonders die Älteren, die meinen, nachdem sie bisher wenig oder gar keinen Sport betrieben haben, es gleich zu Hochleistungen bringen zu müssen. Sie starten sofort von 0 auf 100, ohne vorher den Motor aufgewärmt zu haben. (Ein Sportler würde nie in einen Wettkampf gehen ohne seinen Körper vorher fit zu machen). Dies zieht, wie man sich denken kann, Verletzungen, wie Zerrungen, Prellungen, Verstauchungen, Sehnenüberdehnungen, (oft genug auch Risse), blaue Flecken und noch vieles mehr, nach sich.

Viele sitzen den ganzen Tag im Büro, anschließend zu Hause vor dem Fernseher. Wenn aber der erste Schnee fällt wird gleich hochalpin Ski gefahren, um nur ein Beispiel zu nennen. Ein völlig untrainierter Körper bringt halt eben keine Spitzenleistung, in keiner Disziplin.

Komplizierte Brüche, meist mit noch komplizierteren Operationen zu beheben sind die Regel. Die Heilung zieht sich in solchen Fällen lange hin und oft spürt der Patient noch Jahre nach dem Unfall Schmerzen im operierten Bereich.

Operationen, dies sollten wir bedenken, rufen oft hinterher entzündliche Reaktionen hervor. Jede Operation ist eine künstlich hervorgerufene Verletzung. Entzündungen, Blutergüsse und Schwellungen, die postoperativ auftreten, sind Gewebereaktionen die die Heilung stark verzögern können. Es ist also wichtig abschwellende, fibrinolytische und entzündungshemmende Mittel einzusetzen. Diese sollten möglichst nebenwirkungsfrei, zumindest aber nur geringe Nebenwirkungen haben. In den Kliniken gibt man regelmäßig in den ersten Tagen prophylaktisch Heparininjektionen oder ähnlich wirkende Substanzen. Diese können oral mit pflanzlichen, proteolytisch wirkenden Enzymen ergänzt werden. Wenn wir als naturheilkundlich tätige Therapeuten die akuten Fälle auch kaum zu Gesicht bekommen, so sind wir doch später mit den chronischen, schlecht ausgeheilten, schulmedizinisch aus- und übertherapierten, mit Schmerzmittel vollgestopften Patienten beschäftigt.

Ein weiteres Klientel sind Menschen deren Verschleiß der Knorpelsubstanz so weit fortgeschritten ist, dass es zu Entzündungen und Schwellungen, ja teilweise zur Unbeweglichkeit der entsprechenden Gelenke kommt. An dieser Stelle sollten auch Patienten erwähnt werden die meist Anlaufschwierigkeiten haben, wenn sie morgens in Bewegung kommen oder nach langem Sitzen aufstehen. Diese leichte Art des Rheumas, die zwar bereits Schmerzen verursacht, aber noch keine Entzündungen und Schwellungen ausgeprägter Art auslöst, beziehe ich mit in diesen Therapierahmen.
Wir alle kennen das Phänomen Muskelkater. Früher meinte man das er durch Übersäuerung der Muskeln mit Milchsäure zustande kommt. Heute neigt man eher dazu anzunehmen das es mikroskopisch kleine Muskelfaserverletzungen sind. Durch Überanstrengung kommt es zu den leichten Verletzungen dieser Fasern. Es entsteht so eine schwache Entzündung, deren Folge ein ziehender Schmerz ist, nämlich der Muskelkater. Daher gehört er unbedingt mit in dieses Kapitel.

Für alle die oben genannten Indikationen bieten sich geradezu pflanzliche Hydrolasen an. Ihre Wirkung besteht in der Spaltung der

Entzündungsmediatoren (z.B. Prostaglandine, etc.), welche für die Reizung der Schmerzrezeptoren verantwortlich sind. Gleichzeitig werden pathogene Immunkomplexe eliminiert und die Phagozytose angeregt.

Wir kommen mit Regazym plus bei akuten Zuständen mit einer Dosierung von 3 x 2 Tabletten täglich, unmittelbar vor oder zu den Mahlzeiten, aus. Bei chronischen Entzündungen genügen in der Regel 3 – 4 Tabletten täglich.

Bei allen sportlich aktiven Menschen hat sich in meiner Praxis eine Enzymprophylaxe von morgens und abends 1 Tablette vor dem Essen sehr bewährt. Muskelkater kennen diese Patienten praktisch nicht mehr, Zerrungen und Krämpfe werden kaum noch beobachtet.

Kommt es tatsächlich einmal zu einer Verletzung, so heilt diese wesentlich schneller.

Selbst nach Knochenoperationen, die zwangsläufig Verletzungen nach sich ziehen, ist bei einer Regazymgabe von 3 x 1 - 2 Tabletten (je nach Schweregrad) täglich, die Verweildauer in der Klinik im Regelfall kürzer und die Patienten schneller wieder einsatzbereit.

24. Schlusswort

Viele Indikationen für den Einsatz pflanzlicher Enzyme könnte man noch nennen. Dies sollte jedoch jedem Einzelnen mit seiner Praxiserfahrung überlassen bleiben. Dies Büchlein sollte lediglich zur Anregung für die tägliche Praxis dienen.

Der Grund warum ich in meiner Praxis überwiegend pflanzliche Enzyme verwende ist ganz einfach zu erklären.

Zum Einen bin ich sehr vorsichtig was die Verwendung tierischer Produkte betrifft. Ich erinnere nur an die in letzter Zeit aufgetretenen Zoonosen die auf den Menschen, aus welchen Gründen auch immer, mit schrecklichen Folgen für uns übergegangen sind. Mir ist jedoch auch klar, dass die aus Tierorganen stammenden Produkte einem sehr hohen Prüfstandart ausgesetzt sind. Daher dürfte eine Keimübertragung heute ziemlich auszuschließen sein.

Zum Anderen ist es die preiswertere Herstellung der pflanzlichen Enzyme. Wir als Verbraucher profitieren hiervon und können unseren Patienten ein preiswertes Produkt verordnen, was in der heutigen Zeit nicht gerade unwichtig ist.

Weitere Gründe sind die gute Resorbierbarkeit bei niedrigen pH-Werten und die hohe Enzymaktivität. Es erspart dem Patienten das Schlucken von vielen Tabletten. Man kommt bei hoch konzentrierten, pflanzlichen Enzymen mit niedriger Dosierung aus, was wiederum eine Geldersparnis bringt.

Seit mehr als einem halben Jahrhundert kennen wir proteolytische Enzyme in der Humanmedizin. Inzwischen gibt es eine Präparatevielfalt auf dem europäischen Markt. Ich kenne allerdings nur eines, dass fünf wichtige pflanzliche Enzyme in sich vereint, dazu noch die Spirulinaalge als Coenzym und basiche Mineralstoffe besitzt.

Ganz zum Schluss möchte ich allen danken die an diesem Büchlein, sei es durch Grafiken und Tabellen, sei es durch Schreibarbeiten am Computer und vieles mehr, mitgearbeitet haben und nicht namentlich genannt werden wollen. Ihnen allen danke!
Den Lesern wünsche ich, dass sie aus dem Geschriebenen für sich und ihre Patienten etwas Nützliches entnehmen können, die ein oder andere Indikation noch finden werden, bei denen sich Enzyme gut bewähren.

Zwei Philosophen, ein griechischer und ein französischer, haben jeder zu seiner Zeit einen Spruch geprägt, die heute genau so aktuell sind wie zur damaligen Zeit. Mit diesen Zitaten möchte ich diese Arbeit beenden.

Domokrit (455 – 370 vor Chr.) schrieb:
„*Die Menschen erbitten sich Gesundheit von den Göttern, dass sie aber selbst Gewalt über ihre Gesundheit haben, wissen sie nicht.*"

Voltaire (1694- 1778) sagte:
„*In der einen Hälfte des Lebens opfern wir unsere Gesundheit, um Geld zu erwerben. In der anderen Hälfte opfern wir Geld, um die Gesundheit wieder zu erlangen.*"